AF629842

Ich habe Skoliose

Hans-Rudolf Weiß

ICH HABE SKOLIOSE

Dr. med. Hans-Rudolf Weiß

Ein Ratgeber für Betroffene, Angehörige und Patienten

10. überarbeitete Auflage

PFLAUM VERLAG

Autor

Dr. med. Hans-Rudolf Weiß
Arzt für Orthopädie, Arzt für Physikalische & Rehabilitative Medizin
Alzeyer Str. 23
D-55457 Gensingen

E-Mail hr.weiss@skoliose-dr-weiss.com
Telefon 0 67 27 - 89 40 40
Website www.skoliose-dr-weiss.com

Hinweis

Die medizinische Entwicklung schreitet permanent fort. Neue Erkenntnisse, was Medikation und Behandlung angeht, sind die Folge. Autor und Verlag haben alle Texte mit großer Sorgfalt erarbeitet, um alle Angaben dem Wissensstand zum Zeitpunkt der Veröffentlichung anzupassen. Dennoch ist der Leser aufgefordert, Dosierungen und Kontraindikationen aller verwendeten Präparate und medizinischen Behandlungsverfahren anhand etwaiger Beipackzettel und Bedienungsanleitungen eigenverantwortlich zu prüfen, um eventuelle Abweichungen festzustellen.

ISBN

978-3-7905-1051-5

Copyright

© 2017 by Richard Pflaum Verlag GmbH & Co. KG, Lazarettstraße 4, 80636 München

Das Werk einschließlich aller seiner Teile ist urheberrechtlich geschützt. Jede Verwendung außerhalb der engen Grenzen des Urheberrechtsgesetzes ist ohne Zustimmung des Verlags unzulässig und strafbar. Das gilt insbesondere für Vervielfältigungen, Übersetzungen, Mikroverfilmungen, Bearbeitung sonstiger Art sowie für die Einspeicherung und Verarbeitung in elektronischen Systemen. Dies gilt auch für die Entnahme von einzelnen Abbildungen und bei auszugsweiser Verwendung von Texten.
Die Wiedergabe von Gebrauchsnamen, Handelsnamen, Warenbezeichnungen usw. in diesem Werk berechtigt auch ohne besondere Kennzeichnung nicht zu der Annahme, dass solche Namen im Sinne der Warenzeichen- und Markenschutzgesetzgebung als frei zu betrachten wären und daher von jedermann benutzt werden dürften. Wir übernehmen auch keine Gewähr, dass die in diesem Buch enthaltenen Angaben frei von Patentrechten sind; durch diese Veröffentlichung wird weder stillschweigend noch sonst wie eine Lizenz auf etwa bestehende Patente gewährt.

Druck

Sommer media GmbH & Co. KG, Feuchtwangen

Bibliografische Information

Die Deutsche Nationalbibliothek verzeichnet diese Publikation in der Deutschen Nationalbibliografie; detaillierte bibliografische Daten sind im Internet über http://dnb.d-nb.de abrufbar.

INHALT

Geleitwort zur 10. Auflage 7

Vorwort zur 10. Auflage 9

Skoliose verstehen
Ab Seite 13

1

1.1 Einleitung **15**

1.2 Patientengeschichten **20**

1.3 Skoliose – was ist das? **42**

1.3.1 Verlauf der unbehandelten idiopathischen Skoliose 43

1.3.2 Verlauf der behandelten idiopathischen Skoliose 44

1.4 Was muss gemessen werden? **47**

1.4.1 Röntgen 47

1.4.2 Klinische Messverfahren 50

1.4.3 Oberflächenvermessung (surface topography) 50

Skoliose behandeln
Ab Seite 55

2

2.1 Behandlung **57**

2.1.1 Die krankengymnastische Behandlung 57

2.1.2 Die Korsettversorgung 61
2.1.3 Operation und Operationsverfahren 85

2.2 Welche Einschränkungen habe ich zu erwarten? 94
2.2.1 Skoliose und Sport 94
2.2.2 Skoliose und Schwangerschaft 95
2.2.3 Skoliose und Osteoporose 95
2.2.4 Was habe ich im Alter zu erwarten? 96
2.2.5 Skoliose und Psyche 97

2.3 Leitlinien: Indikation zur Behandlung von Skoliosen 100

2.4 Schlusswort 107

Anhang
Ab Seite 109

3

Gebrauchsanweisung für Skoliosekorrekturorthesen vom Chêneau-Typ für Skoliosen im Wachstumsalter 110

Skoliosegeschichte Nr. 6 im englischen Original 116

Literatur 119

GELEITWORT

Mein ganzes Leben habe ich der Skoliosebehandlung gewidmet. Schon als Kind war ich in den 1930er-Jahren in die Behandlung von Skoliosepatienten eingebunden und wurde schließlich Krankengymnastin. Nach dem Krieg habe ich von 1961 an gemeinsam mit meiner Mutter, Katharina Schroth, in Bad Sobernheim ein Institut zur Rehabilitation von Patienten mit Wirbelsäulendeformitäten aufgebaut, in welchem unter meiner Leitung bis zu 150 Patienten gleichzeitig stationär untergebracht waren und mit unserem Intensivkonzept behandelt wurden.

Die Dreidimensionale Skoliosebehandlung nach Katharina Schroth ist inzwischen weltweit verbreitet. Dazu hat auch mein Sohn, Dr. med. Hans-Rudolf Weiß, maßgeblich beigetragen, der gemeinsam mit meiner Schwiegertochter schon in den 1980er-Jahren ein Fortbildungsprogramm für Deutschland entwickelt hat. Durch seine wissenschaftliche Tätigkeit als Chefarzt der damaligen Katharina-Schroth-Klinik konnte die Wirkung unserer Methode belegt werden.

Meine Mutter und ich hatten es bis in die 1970er-Jahre fast ausschließlich mit schwersten Skoliosen zu tun, und ich entdeckte Ende der 1970er-Jahre, dass es unterschiedliche Krümmungsmuster gab, die unterschiedlich behandelt werden mussten. Immer kleinere Krümmungen waren zu behandeln, und inzwischen ist klar, dass kleinere Krümmungen anders behandelt werden müssen als große. Hierzu hat mein Sohn ein neues und einfacheres Konzept entwickelt, welches auf der Methode von Katharina Schroth beruht.

Auch die Behandlung mit Korsetten ist heute einfacher. Noch in den 1980er-Jahren konnten ca. 50 % der Betroffenen ihre Korsette aus Schmerzgründen nicht tragen. Die Apparaturen waren recht groß und reichten teilweise gar von den Oberschenkeln bis zum Kinn (Milwaukee- Korsett). Auch das von Dr. Chêneau aus Toulouse entwickelte Korsett war ursprünglich verhältnismäßig ausladend und damit nicht nur kosmetisch beeinträchtigend.

Dr. Weiß hat 1999 erstmals mit dem Chêneau-Korsett experimentiert und herausgefunden, dass man grundsätzlich eine Beckenhälfte weglassen und das Korsett für bestimmte Krümmungsmuster auch in Kurzbauweise gestalten kann.

Es ist für die Betroffenen schön, dass es solche Entwicklungen gegeben hat, welche nach dem heutigen Kenntnisstand eine mehr als 95 %ige Erfolgsaussicht bieten. Die krankengymnastische Behandlung wurde vereinfacht, die Korsette sind relativ bequem zu tragen und führen nicht mehr zu gravierenden Beschwerden, vorausgesetzt, die Behandlung wird von einem erfahrenen Arzt wie z.B. Dr. Weiß kontrolliert.

Ich freue mich sehr, dass mein Sohn in meine Fußstapfen getreten ist und die begonnenen Entwicklungen zum Wohle der betroffenen Patienten fortgesetzt hat und auch weiterhin fortsetzt. Dieser Ratgeber, der nun schon in der 8. Auflage erscheint, ist schon für viele Skoliosepatienten von großem Nutzen gewesen. Gerade in einer Zeit, da das Internet viele nicht abgesicherte und zudem recht widersprüchliche Informationen liefert, sind wissenschaftlich gesicherte Informationen äußerst wertvoll.

Daher bin ich glücklich und stolz, dass sich mein Sohn in Fortführung der Familientradition dieser Aufgabe so erfolgreich angenommen hat, und ich wünsche diesem Buch weite Verbreitung.

Bad Sobernheim, im Sommer 2013
Christa Lehnert-Schroth (gesch. Weiß)

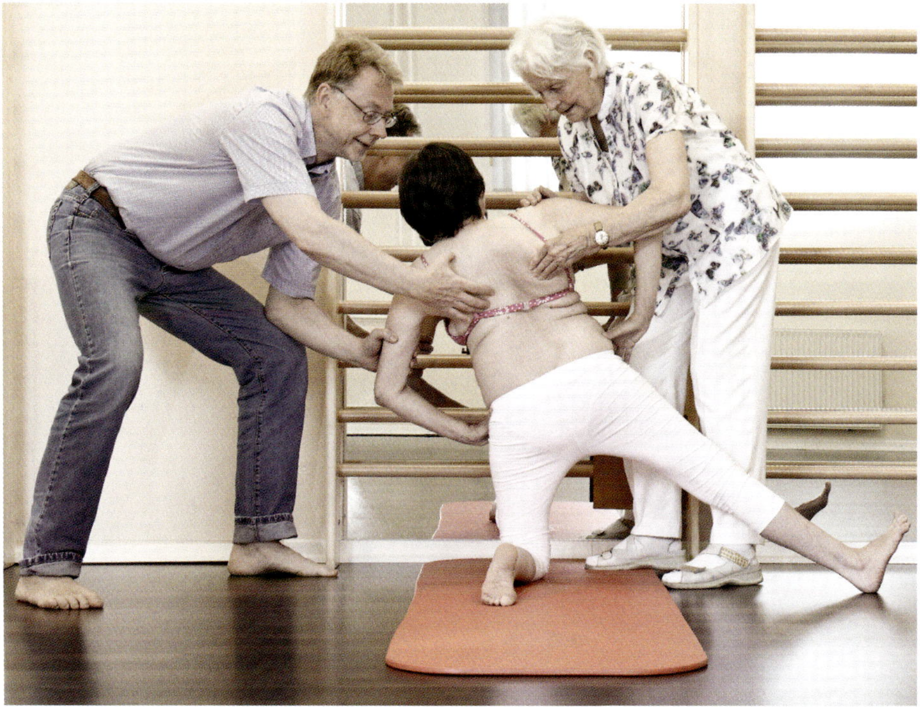

VORWORT ZUR 10. AUFLAGE

Obwohl die 9. Englische Auflage noch relativ aktuell war, gab es in der letzten Zeit einige neue Erkenntnisse und Entwicklungen, welche ich meinen Leserinnen und Lesern nicht vorenthalten möchte. Daher habe ich die 10. Auflage meines Skolioseratgebers wie gewohnt aktualisiert und leicht erweitert.

Mittlerweile gibt es unabhängige Studien, welche die aktuellen Entwicklungen auf dem Gebiet der Physiotherapie belegen. Neu in das Buch aufgenommen wurde auch ein 2011 entwickeltes Biofeedback-System, welches in der Physiotherapie und Rehabilitation angewendet werden kann. Darüber hinaus hat es schon einigen erwachsenen Skoliosepatienten mit größeren Verkrümmungen geholfen, langfristig ohne festes Korsett ihren beruflichen Alltag zu meistern.

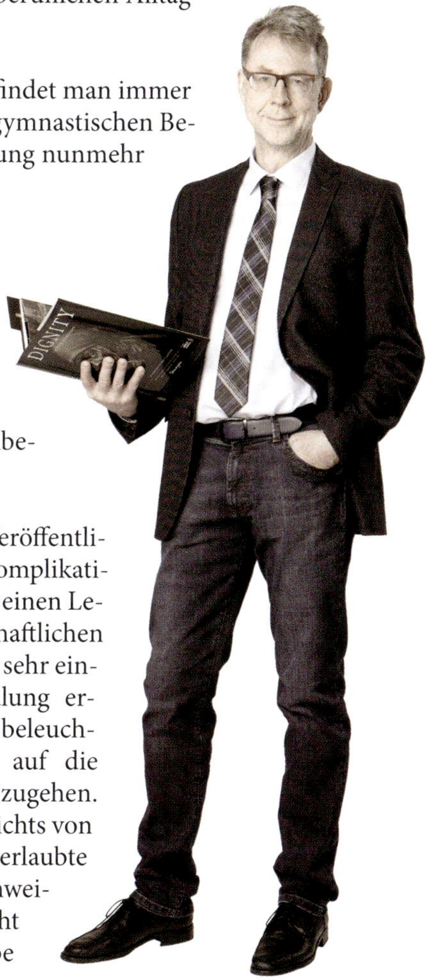

Wenn man die aktuelle Fachliteratur studiert, findet man immer mehr Belege für die Wirksamkeit der krankengymnastischen Behandlung. Vor allem kann die Korsettbehandlung nunmehr als wissenschaftlich abgesichert gelten.

Demgegenüber wird zunehmend deutlich, dass der Erfolg operativer Skoliosebehandlungen nicht belegt ist. Zudem mehren sich Studien mit Langzeitergebnissen. Gerade hierbei zeigt sich, dass nach einer Skoliose-operation langfristig mit weit größeren Komplikationen zu rechnen ist als bei einer unbehandelten Skoliose.

Dennoch bleiben bei wissenschaftlichen Veröffentlichungen zum Thema die möglichen Langzeitkomplikationen meist außen vor. Erst kürzlich schrieb ich einen Leserbrief an den Herausgeber einer wissenschaftlichen Zeitschrift für Kinderheilkunde, in welcher ein sehr einseitiger Artikel zum Thema Skoliosebehandlung erschienen war, der vor allem die operative Seite beleuchtete, ohne auch nur in einem Nebensatz auf die Komplikationen einer solchen Operation einzugehen. Nachdem ich drei Wochen nach Einsendung nichts von dem herausgebenden Professor gehört hatte, erlaubte ich mir, ihn anzurufen. Er gab mir ohne Umschweife zu verstehen, dass er meinen Leserbrief nicht zu veröffentlichen gedenke. Der Leserbrief habe keinen weitergehenden »edukatorischen Wert« und sei zu sehr auf meine Person zugeschnitten. Es half nichts, zu erwähnen, dass alle meine Aussagen doch mit Literaturzitaten belegt seien und dass die hohe Komplikationsrate bei solchen Operationen auch für Kinderärzte eine wichtige Information sei.

Auf meine Bitte hin, mir doch seine Entscheidung schriftlich zu geben, legte er schließlich auf…

Auch wenn eine Indikation zur Skolioseoperation heute nur sehr vorsichtig gestellt werden sollte – unter vollständiger Aufklärung auch über die Langzeitkomplikationen –, habe ich das Kapitel über die operative Behandlung der Skoliose weitgehend unverändert übernommen, da es Patienten geben mag, die sich für die Operation entscheiden. Allerdings muss man berücksichtigen, dass die in diesem Buch demonstrierten Operationsergebnisse nicht an jeder beliebigen operativen Einrichtung zu erzielen sind.

Die Zukunft gehört jedoch der konservativen (nichtoperativen) Behandlung der Skoliose, und da ist es sicherlich für Betroffene erleichternd zu hören, dass man im Normalfall bei einem Krümmungswinkel zwischen 20 und 50 Grad mit den neuesten Entwicklungen auf dem Gebiet der Korsettversorgung in Zusammenwirkung mit der Physiotherapie und ggf. auch der stationären Rehabilitation eine mehr als 90 %ige Chance hat, die Krümmungszunahme im Wachstumsalter aufzuhalten oder den Krümmungswinkel gar deutlich zu verringern.

Die neuesten Strategien der Physiotherapie zielen auf eine möglichst geringe Beeinträchtigung der Betroffenen. Nicht »Üben um der Übung willen«, sondern »Üben, um nicht mehr üben zu müssen« lautet die neue Devise. Schon nach kurzer Zeit lässt sich ohne tiefer gehende theoretische Schulung bei den Betroffenen ein Haltungsgefühl erzeugen, welches sie sachgerecht und sicher krümmungsförderndes Verhalten im Alltag vermeiden lässt.

Es wird immer einfacher und leichter für die Betroffenen, und bald ist auch die Zeit der reinen »Röntgenkosmetik« vorbei. Längst hat sich gezeigt, dass bei geeigneter Korsettversorgung die Rumpfdeformität deutlich beeinflusst werden kann, und das ist für die Mehrzahl der Betroffenen nach meiner Erfahrung das Allerwichtigste.

Gensingen, im April 2017
Dr. med. Hans-Rudolf Weiß

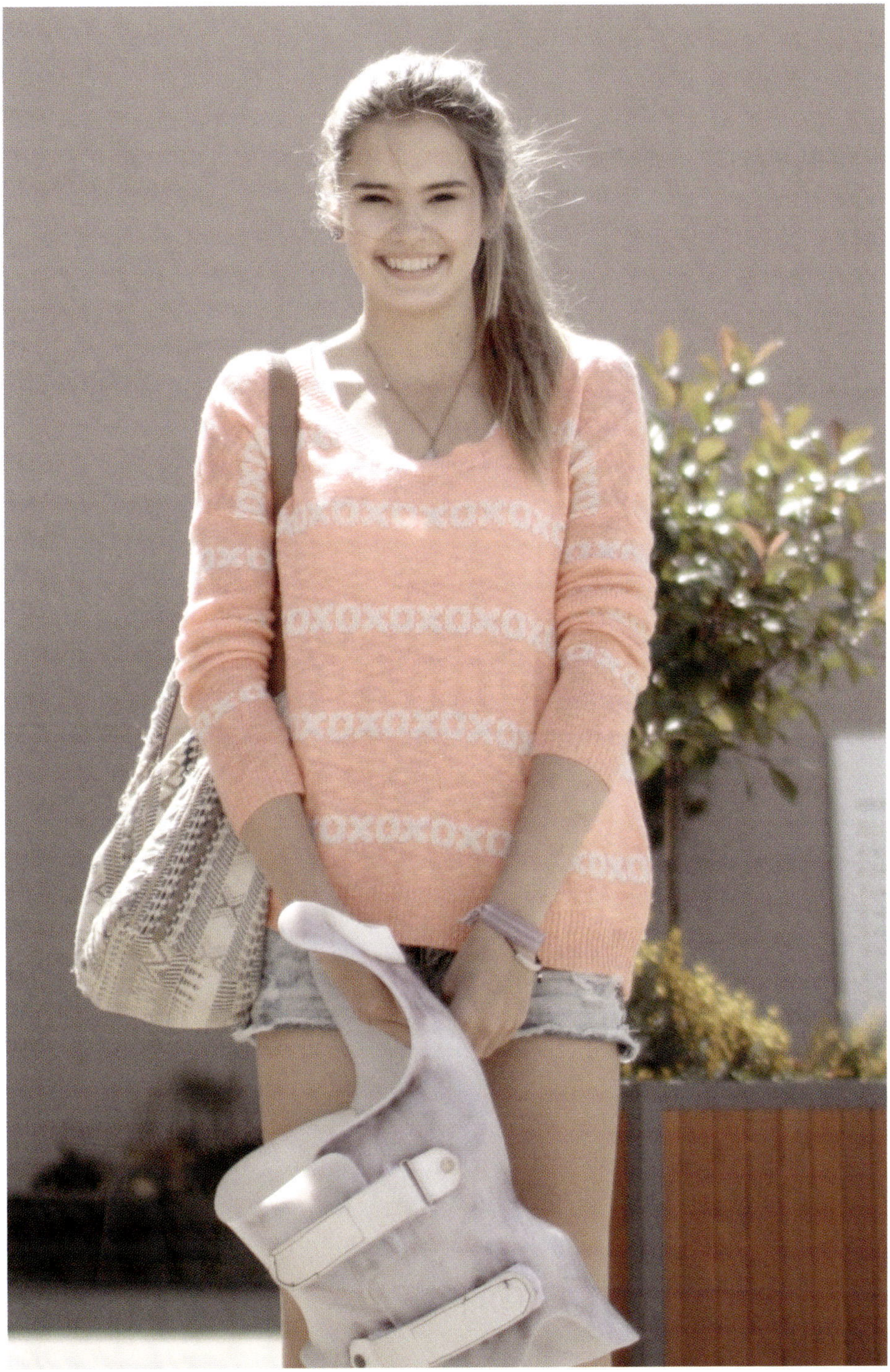

Gewidmet allen meinen tapferen Skoliosepatienten und -patientinnen

Skoliose verstehen

1

1.1 EINLEITUNG 15

1.2 PATIENTENGESCHICHTEN 20

1.3 SKOLIOSE – WAS IST DAS? 42

1.4 WAS MUSS GEMESSEN WERDEN? 47

1.1 EINLEITUNG

1.1 EINLEITUNG

Wie nehmen Kinder, Jugendliche und Eltern von Betroffenen die Diagnose »Skoliose« auf?

Einige nehmen die Diagnose zur Kenntnis und gehen zur Tagesordnung über – ohne sich größere Gedanken über die Konsequenzen zu machen. Andere wiederum trifft die Diagnose hart, Verzweiflung und tief gehende Depressionen sind oft die Folge.

Dabei ist die Skoliose an sich nichts Schlimmes. Aus medizinischer Sicht betrachtet, handelt es sich meist lediglich um eine Wachstumsstörung bei einem ansonsten in der Regel gesunden und leistungsfähigen Kind bzw. Jugendlichen.

Was aber die Skoliose offenbar so schlimm macht für die einen und was die anderen diese Diagnose verdrängen lässt, sind die vielfältigen, unterschiedlichen und zum Teil dramatisierenden Informationen, welche mit der Diagnose verknüpft werden.

Es wird gesagt: *»Wenn die Skoliose nicht behandelt wird, musst du später im Rollstuhl sitzen.«* Oder: *»Wenn die Krümmung nicht entsprechend behandelt wird, kriegst du garantiert Rückenschmerzen.«* Weitere Aussagen sind z. B.: *»Im Erwachsenenalter wird die Krümmung immer schlimmer und die Wirbelsäule bricht am Ende gar zusammen.«* Oder auch: *»Bei so einer Verbiegung im Brustkorbbereich drückt die Krümmung auf das Herz, und du musst früher sterben.«*

Solcherlei Vorstellungen würden jeden von uns zutiefst betrüben. Sie sind leider nicht auszumerzen, auch wenn sie – wissenschaftlich gesehen – meist nicht zutreffen.

Um den Blick für das Wesentliche, nämlich die Behandlungsstrategien bei Skoliose, und für die Erfolgsaussichten dieser Maßnahmen, zu schärfen, habe ich mich damals (1999) entschlossen, diesen Ratgeber zu schreiben.

Aus ärztlicher Sicht ist die Skoliose an sich nicht als dramatisch zu bewerten. Die erfolgreichen Behandlungsstrategien sind jedoch mitunter aufwendig und können in bestimmten Lebensabschnitten die Lebensqualität beeinträchtigen.

Wer möchte schon jeden Tag Krankengymnastik machen, wer möchte über mehrere Jahre täglich 23 Stunden ein Korsett tragen, wer möchte sich gar einer die Wirbelsäule versteifenden Operation unterziehen? Sicherlich bedürfen aufwendige Behandlungsmaßnahmen, die vielfach als störend wahrgenommen werden, einer tiefer gehenden Aufklärung, um erfolgreich zu sein.

Ist es nicht für die Betroffenen bitter, dass eine Korsettversorgung ausgerechnet in einer Zeit sehr Erfolg versprechend ist, in welcher das Sexualleben der jungen Patienten erwacht? »*Jetzt finde ich einen Jungen so süß und muss ein Korsett tragen, ist das nicht eine Behinderung?*« In der Tat, dies kann eine soziale Behinderung sein, eine Beeinträchtigung in der Beziehungsfindung. Die wenigsten Skoliosen führen zu schwerwiegenden körperlichen Beeinträchtigungen, aber die soziale Behinderung dürfte gerade in einer für Jugendliche wichtigen Zeit schwer wiegen.

Einen weiteren Punkt sollte dieser Ratgeber ebenfalls beleuchten: *Nicht jede Behandlungsmethode ist für jeden richtig.* Es gibt Patienten, welche das Korsett ablehnen. Wenn diese Ablehnung trotz ausführlicher Aufklärung durch den sachverständigen Orthopäden weiterhin bestehen bleibt, halte ich es für ausgeschlossen, dass eine Korsettversorgung erfolgreich abgeschlossen werden kann.

Auch eine Operation ist nicht für alle das Richtige. Wenn die Ängste vor einer Operation auch durch ausführliche Aufklärung durch den Operateur nicht abgebaut werden können, ist sie wohl nicht der richtige Weg.

Es kann auch sein, dass weder Korsett noch Operation, noch intensive Krankengymnastik durchführbar erscheinen. In diesen Fällen ist die Führung und Begleitung der Betroffenen sehr problematisch. Vielleicht muss man das als Arzt aushalten können und sehen, wie die Skoliose spontan verläuft.

Der Skoliosespezialist sollte Wegbegleiter sein und seinen Patienten Angebote unterbreiten. Auch wenn der Arzt noch so überzeugt ist von bestimmten angebotenen Behandlungsmethoden, so bewirkt doch das Bedrängen der Betroffenen oftmals geradezu das Gegenteil des Gewünschten. Es kann dazu führen, dass Patienten Behandlungsmaßnahmen nicht akzeptieren können. Dementsprechend sehe ich es als meine Aufgabe an, zu beraten und zu erklären. Bevor Patienten eine Entscheidung fällen können, müssen sie über alle Gesichtspunkte aufgeklärt sein und die möglichen Folgen ihrer Entscheidung erkennen können. Nur dann können sie den für sie richtigen Weg wählen, die Spur zu einer erfolgreichen Behandlung aufnehmen und diese konsequent verfolgen.

Von einigen Kollegen höre ich immer wieder die Aussage: »*Der Skoliosearzt muss ein strenger Arzt sein!*«

Dieser Meinung bin ich nicht. Wenn ich als Arzt streng zu meinen Patienten bin, kann sich dies negativ auf das Vertrauensverhältnis auswirken. Diese Einstellung führt nur dazu, dass mir meine Patienten nicht mehr sagen, dass sie das Korsett eigentlich nicht tragen. Nur bei einer freundlichen und offenen Arzt-Patienten-Beziehung kann frühzeitig erkannt werden, wann Behandlungshemmnisse eintreten. Und wenn mir als behandelndem Arzt das Wachstum »davonläuft«, muss ich eben auch frühzeitig mit meinen Patienten die möglichen Konsequenzen einer zu geringen Korsetttragezeit erörtern können. Ich sehe noch das Diapositiv eines Kollegen vor mir, der bei seinem Vortrag über die Korsettbehandlung der Skoliose ein Mädchen im Badeanzug am Strand unter dem Sonnenschirm mit Korsett zeigte und sagte, das Korsett sei in jedem Fall und unter allen Umständen 23 Stunden am Tag zu tragen.

Mir erscheint dies höchst problematisch. Natürlich muss großer Wert darauf gelegt werden, dass Korsette im Hauptwachstumsschub möglichst 23 Stunden täglich getragen werden, weil sie sonst nicht wirksam sind. Wenn dies wirklich gelingt, sind zur Belohnung auch einmal Ausnahmen möglich. Ist es denn wirklich ein großes Problem, wenn zur Disco samstagabends das Korsett einmal vier bis fünf Stunden nicht getragen wird? Ist es wirklich ein großes Problem, wenn während der Sommerferien für 14 Tage das Korsett fünf Stunden am Tag nicht getragen wird, aber sonst über das Jahr verteilt 23 Stunden täglich? Ist es wirklich ein so großes Problem, wenn während einer Woche Skiferien das Korsett halbtags nicht getragen wird?

Ich glaube nicht. Die Motivation der Patienten für eine solch aufwendige Behandlung wie die Korsettversorgung und auch für die Krankengymnastik ist viel eher zu erreichen, wenn Lebensfreude auch einmal ohne Korsett gelebt werden darf.

Es ist darauf hinzuweisen, dass eine Halbtagstragezeit in der Regel nicht ausreicht. Wenn aber z. B. das Korsett an 300 Tagen im Jahr konsequent getragen wird und ab und zu vier Stunden Tragezeit fehlen, wird der Verlauf nicht wesentlich ungünstiger sein.

Im Gegenteil, durch die Perspektive, im Ausnahmefall auch einmal das Korsett ablegen zu dürfen, wird die Lebensfreude der Betroffenen derart angesprochen, dass möglicherweise gar über psychologisch stärkende Effekte eine Haltungsaufrichtung denkbar ist.

Das selbstverantwortliche Durchführen der Behandlung verspricht den besten Erfolg. Wenn Eltern ihrem Kind täglich sagen müssen: »*Du musst noch deine Übungen machen!*« oder »*Jetzt hast du dein Korsett schon wieder acht Stunden nicht angehabt!*« wird die Behandlung weniger erfolgreich sein. Wenn der Pubertätskonflikt und der Machtkampf innerhalb der Familie sich auf die Skoliosebehandlung übertragen, wird diese nicht von Erfolg gekrönt sein. Aus diesem Grunde muss auch dieses Thema zusammen mit Eltern und Kind angesprochen werden. Die Fragen sind: »*Wie viel Unterstützung braucht mein Kind?*« oder »*Vertraue ich darauf, dass mein Kind seine Aufgabe selbstständig bewältigen kann?*«

Wenn durch Bejahung der letztgenannten Frage Eltern ihrem Kind signalisieren, dass sie ihm vertrauen, wird dieses Vertrauen am ehesten durch einen Behandlungserfolg belohnt.

Wenn wir nun wieder zum Ausgangspunkt meiner Einleitung zurückkehren, *so sind weder Verdrängen noch Dramatisieren der Skoliose der richtige Weg.* Ich darf als Betroffene oder als Betroffener traurig und wütend sein, ich darf weinen, ich darf allen gegenüber meine Gefühle äußern. Ich darf meiner Umwelt gegenüber ausdrücken, dass es mir wehtut, eine Skoliose zu haben, und dass ich Angst davor habe, mich einer aufwendigen Behandlungsmaßnahme zu unterziehen. Nachdem sich diese anfänglichen Gefühle gelegt haben, sollte jedoch der zweite Teil der Aufarbeitung erfolgen, nämlich die Skoliosebewältigung. In dem Maße, in dem ich die Skoliose als »meine Skoliose«

akzeptiere und in dem ich mich selbst für eine Erfolg versprechende Behandlung entscheide, in dem Maße werde ich auch erfolgreich sein und gestärkt aus der Behandlung hervorgehen, weil ich sie selbstverantwortlich durchgeführt habe.

Die Wege und Bewältigungsverfahren meiner Patienten sind recht unterschiedlich. Und deshalb sollen im Folgenden die unterschiedlichen Erfahrungen und die mit der Skoliosebehandlung verbundenen Gefühle meiner Patientinnen und Patienten originalgetreu wiedergegeben werden.

1.2 PATIENTENGESCHICHTEN

1.2.1 Skoliosegeschichte Nr. 1
J. S. (16 Jahre) 20

1.2.2 Skoliosegeschichte Nr. 2
H. A. (16 Jahre) 24

1.2.3 Skoliosegeschichte Nr. 3
C. S. (15 Jahre) 25

1.2.4 Skoliosegeschichte Nr. 4
K. Y. (17 Jahre, Moskau) 26

1.2.5 Skoliosegeschichte Nr. 5
S. H. (19 Jahre) 28

1.2.6 Skoliosegeschichte Nr. 6
S. B. (15 Jahre, Neuseeland) 30

1.2.7 Skoliosegeschichte Nr. 7
B. B. (15 Jahre) 32

1.2.8 Skoliosegeschichte Nr. 8
S. T. (15 Jahre) 34

1.2.9 Skoliosegeschichte Nr. 10
K. A. (16 Jahre) 37

1.2.10 Skoliosegeschichte Nr. 11
L. M. (15 Jahre) 38

1.2.11 Gedanken an ein Korsett
A. W. (17 Jahre) 40

1.2 PATIENTENGESCHICHTEN

Die folgenden Patientengeschichten sind wortgetreu übernommen. Änderungen sind nur an Stellen vorgenommen worden, die in die Kritik geratene Behandlungsorte beschreiben. Insgesamt geben diese Geschichten sehr gut wieder, was Menschen mit Skoliose empfinden. Jugendliche beschreiben, wie sie eine Korsettversorgung erfahren haben. Erwachsene schildern, wie durch die intensiven Maßnahmen einer stationären Rehabilitation ihre Leistungsfähigkeit erhalten geblieben ist. Es wird auch beschrieben, dass eine Operation bei vorhandener positiver Einstellung als unkompliziert erlebt werden kann. Aus den recht unterschiedlichen Schilderungen werden jedoch zwei Dinge deutlich:

- Die Wege der einzelnen Patienten sind sehr unterschiedlich, und das Zusammensein mit gleichartig Betroffenen z. B. in einer geeigneten Selbsthilfegruppe oder in der stationären Rehabilitation wird als stärkend und entlastend empfunden.
- Noch heute gibt es große Unterschiede in der Behandlung: Einige Korsette scheinen die Betroffenen stark zu quälen, und das auch noch ohne einen guten Korrektureffekt, während andere hoch korrigierende Versorgungen als angenehm geschildert werden.

Die Patientengeschichte Nr. 6 ist höchst emotional geschrieben und zeigt sehr gut die gefühlsmäßige »Achterbahnfahrt« mancher Patienten, die zwar häufig ähnlich erlebt, aber selten so eindrucksvoll beschrieben wird. Ich habe zunächst überlegt, ob ich es mir erlauben kann, diese Geschichte zu veröffentlichen, da dies auch als Mangel an Zurückhaltung ausgelegt werden könnte. Wenn man davon absieht, dass vielleicht in dieser Geschichte meine eigene Tätigkeit allzu deutlich hervorgehoben wird, kann sie doch für verzweifelte Patienten eine Hilfe sein, vor allem im Hinblick auf die im Ausland noch teilweise recht rückständige nichtoperative Versorgung von Skoliosepatienten.

Da dieser Skolioseratgeber nun auch in andere Sprachen übersetzt worden ist, habe ich diese Geschichte im Original übernommen mit den üblichen in einer Übersetzung notwendigen Adaptationen.

1.2.1 Skoliosegeschichte Nr. 1 J. S. (16 Jahre)

Bemerkt wurde es bei mir kurz vor Weihnachten im Jahre 2009. Ich war zu dieser Zeit noch 14 Jahre alt. Als ich am Morgen in meinem recht engen Schlaf-T-Shirt zu Hause herumlief, sah mein Vater, dass bei mir etwas nicht stimmte. Mein rechtes Schulterblatt stand deutlich heraus. Ich hielt den Wunsch meines Vaters, sofort zum Orthopäden zu gehen, für völlig übertrieben. Dennoch machte meine Mutter schnell einen

Termin bei einem Orthopäden aus. Als dieser schließlich diagnostizierte, dass ich eine Skoliose hätte, war ich doch recht erstaunt. Er überwies uns an eine seiner Meinung nach sehr gute Adresse. Wir sollten dort anrufen und selbst einen Termin ausmachen. Meine Mutter war entsetzt darüber, dass wir vier Monate auf einen solchen warten mussten. Leider lag dieser Termin in der Woche meines Praktikums. Also sagte meine Mutter den Termin etwas später wieder ab, und wir bekamen erst zwei Monate später einen neuen. Meine Mutter versuchte viel, um einen früheren Termin zu bekommen, hatte jedoch keinen Erfolg.

Dann war es endlich so weit, und wir machten uns schon früh auf zur Klinik. Als wir nach zwei Stunden dort ankamen, wurde ich erst einmal geröntgt. Danach wurden wir in das Behandlungszimmer gebeten. Dort konnten wir bereits das Röntgenbild sehen, und es wurde mir klar, dass ich ganz sicher mehr als 20 Grad hatte. Insgeheim hatte ich die ganze Zeit darauf gehofft, dass ich kein Korsett brauchen würde. Ich wusste dank meiner Mutter, die sich inzwischen schon in das Thema eingelesen hatte, dass man dieses brauchte, wenn man über 20 Grad hatte. Meine Sorge bestätigte sich leider, als schließlich der Arzt mein Röntgenbild und somit meine Krümmungen vermaß und sich herausstellte, dass ich in meiner oberen Krümmung 44 Grad und in meiner unteren 34 Grad hatte.

Doch es sollte noch schlimmer kommen. Der Arzt machte mir nun mit seiner gleichgültigen Aussage, dass ich noch sechs Grad von einer OP entfernt sei, wirklich Mut! Auch sagte er mir direkt, dass bei mir nicht mehr viel zu machen sei, da ich für die Korsettversorgung schon recht alt wäre mit meinen inzwischen 15 Jahren. Auch sollte ich eine andere Krankengymnastik machen, und zwar nach Schroth. Bisher hatte ich nur normale Krankengymnastik verschrieben bekommen. Nun musste erst einmal ein Korsett gebaut werden, welches ich dann 18 Stunden täglich tragen sollte. Dafür mussten wir zur Firma fahren, um einen Gipsabdruck machen zu lassen. Nach drei Wochen wurde schließlich mein Korsett angepasst. Es musste viel geändert werden, und so dauerte es einige Zeit, bis wir fertig waren, was aber völlig normal ist. Schließlich holte der Korsettbauer seinen Kollegen hinzu, um ihn auch noch einmal auf das Korsett schauen zu lassen. Dieser begann mit dem Ausruf: »Das Schulterblatt steht aber schon ganz schön raus.« Schließlich konnten wir endlich nach Hause fahren, und ich war schlichtweg fertig mit den Nerven.

Zu Hause angekommen, begann ich sofort mit der Anschulung. Ich hatte hierbei noch eine zusätzliche Schwierigkeit, und zwar, dass es Sommer war. Um genau zu sein, es waren Sommerferien, und es war heiß. Eigentlich lief alles ganz gut, und ich hatte nur »normale« Druckstellen. Jedoch zog sich auch ein Schmerz, von einer Rippe ausgehend, in meinen Arm. Als ich einmal im Bett eine falsche Bewegung mit meinem Arm machte, hatte ich danach furchtbare Schmerzen an der Rippe, die mir auch schon bei der Anprobe wehgetan hatte. Leider bildete sich dort nach kurzer Zeit eine Verdickung, die nicht farblich sichtbar war. Also fuhren wir wieder zu der Firma. Hier wurde das Korsett etwas abgeändert, was jedoch als ein ziemliches Problem dargestellt wurde. Man sagte uns, man könne es nicht viel weiter machen, da ich eine hohe Gradzahl hätte und somit gerade die Pelotte an meiner Hauptkrümmung, an der sich die Verdickung gebildet hatte, wichtig wäre. Auch meinte man, dass man eigentlich noch mehr Druck aufbauen müsse, da ich ja einen so enormen Rippenbuckel hätte. Also fuhren wir vollkommen entmutigt nach Hause.

Nun bekam ich zunehmend Schlafbeschwerden. Oft zog ich mir das Korsett unbewusst in der Nacht aus. Nachdem die Beschwerden einfach nicht aufhörten und auch die Verdickung immer größer wurde, fuhren wir noch einmal zur Klinik. Dort untersuchte mich der Arzt und meinte, es sei ein Bluterguss. Als wir fragten, was man dagegen tun könnte, sagte er, ich solle das Korsett für zwei Wochen tagsüber auslassen und es dann wieder versuchen. Das tat ich dann auch, weil ich mir einfach keinen anderen Rat mehr wusste. In diesen korsettfreien Wochen wurde die Verdickung etwas kleiner. Als ich das Korsett dann wieder anzog, wurde sie weiterhin immer schlimmer und größer. Wir fuhren einige Male zur Firma und stießen dort auf Ratlosigkeit. Uns wurde auch gesagt, dass es diese Komplikation sehr selten gebe, nur in einem von 100 Fällen. Dann war es Zeit für die Röntgenkontrolle. Hier untersuchte der Arzt nochmals meinen Bluterguss und meinte nun, dass es eine Knochenhautentzündung sei, was mich sehr verunsicherte. Auf die Frage, was man dagegen tun könne, antwortete er nur: »*Nichts.*« Bei der Röntgenkontrolle stellte sich heraus, dass ich oben nur eine geringe Korrektur hatte. Deshalb wurde der Druck über meiner Problemstelle noch einmal erhöht. Dadurch wurde es leider nicht gerade besser.

Wir gaben es nun auf, ständig zur Firma und zum Arzt zu gehen. Inzwischen war die Druckstelle bereits so groß wie ein Hühnerei. Schlafen konnte ich durch den Schmerz nun nur noch sehr schlecht. Am Wochenende riss ich mir das Korsett immer um sechs Uhr morgens herunter und schlief dann meistens im Tiefschlaf bis zwölf Uhr. Das war für mich sehr ungewöhnlich, denn eigentlich bin ich ein Frühaufsteher. In der Schule hatte ich nun auch Probleme mit dem Aufpassen. Da die Korsettbauer gesagt hatten, dass ein Korsett nie etwas Schönes sei, dachte ich, ich müsste das eben aushalten.

Meine Mutter hatte sich inzwischen weiter informiert und herausgefunden, dass es noch einen anderen guten Arzt gibt. Sie versuchte mich zu überreden, dorthin zu fahren, doch ich wollte erst nicht. Auch mein Vater hielt es nach alldem für eine gute Idee, vor allem, weil ihm auffiel, dass mein Rippenbuckel jetzt optisch immer mehr hervortrat. Als meine Mutter mich dann endlich überredet hatte, bekamen wir einen Termin in bereits zwei Wochen. Also gingen wir zur Praxis des neuen Arztes (ich jedoch mit gemischten Gefühlen). Dieser Arzt war erst einmal sehr verwundert über meine verhaltene Begrüßung. Man könnte auch sagen, dass ich etwas eingeschüchtert war durch die vielen netten Männer, die mich bis dahin behandelt hatten. Dieser Arzt war komplett anders als der vorherige. Er redete vor allem mit mir und sah sich mein Korsett auch viel genauer an. Es stellte sich heraus, dass es zu klein war, was mir wiederum erklärte, warum mir die letzte Zeit immer wieder übel gewesen war und ich kaum noch etwas essen konnte. Zusätzlich sagte er, dass dieses Korsett zwar nicht das schlechteste wäre, welches er je gesehen hätte, aber auch nicht das beste. Er schlug vor, sofort ein neues Korsett anfertigen zu lassen, und zwar bei der Firma vor Ort. Ich zögerte zwar, sagte jedoch recht schnell zu, da meine Eltern total überzeugt waren. Man sagte mir auch hier, dass bei mir nicht mehr viel zu erreichen sei, und der Arzt stellte es mir frei, ob ich überhaupt noch ein Korsett wolle. *Somit war es ganz meine eigene Entscheidung.* Es hieß, man würde für die Kosmetik noch etwas erreichen können, und genau deswegen sagte ich Ja.

Das erste Mal seit Anfang meiner Behandlung fühlte ich mich nicht wie eine Schwerkranke. Ich wurde geröntgt und hatte eine leichte Verbesserung meiner Gradzahlen durch das alte Korsett erreicht. Somit ging es direkt zu der neuen Firma. Hier war die Behandlung auch komplett anders als bei der alten. Immer wurde ich gefragt, ob es mir recht wäre, wenn etwas gemacht werden musste, und ich bejahte dies immer total verwundert. Man beeilte sich sehr, und so war mein neues Korsett nach zwei Wochen fertig zur Anprobe. Mir wurde der Rohling angezogen, und ich ging damit direkt zum Arzt, denn dieser, so sagte man es mir, wollte immer auch schon die Rohlinge angezogen sehen. Es wunderte mich sehr, dass mir dieser schon auf Anhieb recht gut passte, was bei meinem vorherigen Korsett überhaupt nicht der Fall gewesen war. Der Arzt selbst zeichnete an, wo etwas geändert werden musste. Ein Korsettbauer von der Firma war auch dabei. Dann gingen wir zur Firma, und es wurde angepasst. Hier waren wieder alle sehr höflich und behandelten mich viel freundlicher als bei der alten Firma. Inzwischen habe ich auch meine Röntgenkontrolle hinter mir und fühle mich viel wohler. Es hat sich herausgestellt, dass ich nun oben eine viel bessere Korrektur habe, und optisch hat sich auch schon einiges getan. Natürlich habe ich Druckstellen, aber die sind auszuhalten. Meine Knochenhautentzündung hat sich inzwischen zurückgebildet, es ist aber leider eine Verhärtung zurückgeblieben. Ein Teil hatte sich bereits in Knochen umgebaut. Dies wird wahrscheinlich auch für immer bleiben, was mich aber nicht stört.

Ich war wirklich erstaunt, denn obwohl ich mein neues Korsett fast von Anfang an 23 Stunden getragen habe, hat sich die Entzündung abgebaut. Es war wirklich höchste Zeit zu wechseln, denn ich hatte laufend Erkältungen, da die ständige Entzündung mein Immunsystem sehr schwächte. Meine Psyche hat auch sehr gelitten. Meine Mutter und meine Freunde sagen, dass ich, seitdem ich mein neues Korsett habe, wieder mehr Lebensfreude habe, und auch ich merke das natürlich. Was mir sehr geholfen hat, ist, dass ich inzwischen meiner Klasse gesagt habe, dass ich ein Korsett tragen muss, und nun dadurch auch hier viel offener sein kann. Anfangs hatte ich es nur meinen guten Freunden gesagt. Inzwischen weiß es mein ganzer Bekanntenkreis, und sie haben alle durchweg gut reagiert. Meine Geschichte soll vor allem zeigen, dass man nie zögern sollte, mehrere Meinungen einzuholen, wenn man Zweifel hat, ob die Behandlung die richtige ist. Ich bin sehr zufrieden mit meiner Entscheidung und auch mit meinem Aussehen. Niemandem fällt meine Skoliose auf, und ich kann z. B. auch ohne Angst ins Schwimmbad gehen.

Eine OP würde für mich nie in Frage kommen. Inzwischen war ich auch einmal zur Kur und habe dort einige Freundinnen gefunden. Die Krankengymnastik kann ich nun auch ganz gut. Ich denke, dass das Wichtigste bei mir das Korsett ist, wobei mir meine Doppelstunde Krankengymnastik auch sehr hilft. Hier mache ich die Übungen zusammen mit einem anderen Mädchen, mit dem ich mich angefreundet habe und die auch ein Korsett trägt. Wir verstehen uns gut und sind froh, auch einmal über unsere speziellen Probleme reden zu können. Ich denke, ich kann wirklich zufrieden sein, und bin froh, dass mir in der schweren Anfangszeit meiner Skoliosebehandlung meine Tiere, meine Freunde und meine Familie so geholfen haben. Ich habe meine Skoliose akzeptiert und weiß, dass ich mit ihr leben kann, dadurch geht es mir viel besser.

1.2.2 Skoliosegeschichte Nr. 2 H. A. (16 Jahre)

Die Diagnose »Korsett« schlug bei mir wie eine Bombe ein. Es war ein Schock, den ich nicht richtig fassen konnte. Schon zwei Jahre absolvierte ich aufgrund meiner schiefen Wirbelsäule ein spezielles Muskelaufbautraining für meinen Rücken. Doch jetzt wurde festgestellt, dass an der verkehrten Stelle angesetzt worden war und mich nur noch ein Korsett vor einer Verschlimmerung und somit vielleicht auch vor einer Wirbelsäulenversteifung retten konnte. Was das für meine weitere Lebensgestaltung bedeutete, war mir in diesem Moment zwar noch nicht bewusst, doch schossen mir sofort unendlich viele Fragen in den Kopf: Kann ich mit Korsett noch ein normales Leben führen? Inwieweit beeinflusst mich das Korsett im Alltag und in der Schule? Und die für mich vielleicht wichtigste Frage in diesem Moment: *Kann ich meinen geliebten Leistungssport noch weiter ausführen?*

Mein Orthopäde überwies mich nach seiner Diagnose zu einem Spezialisten, der meine schlimmste Vorahnung wahr werden ließ: Er machte mir unmissverständlich klar, dass Leistungssport und Korsett nicht vereinbar sind und ich deswegen aufhören müsse. Dies wollte und konnte ich jedoch nicht akzeptieren, zum einen aus Liebe zu meinem Sport; zum anderen wurde mir bisher von allen Ärzten gesagt, dass mein Sport für den Rücken gut wäre. Aus diesem Grund wollte ich noch eine zweite Meinung hören und kam über meine Nachbarin, die ebenfalls ein Korsett trägt, zu einem zweiten Spezialisten. Dieser machte einen sehr netten Eindruck und erklärte mir, dass ich keineswegs meinen Leistungssport aufgeben müsse. Jedoch empfahl er, zusätzlich zu dem Korsett eine spezielle Therapie für den Rücken zu machen, Krankengymnastik nach Schroth. Außerdem sollte ich zur Kur fahren, um die Krankengymnastik richtig zu lernen und dann in Eigeninitiative zu Hause weiterführen zu können. Danach passte er mir ein Korsett mithilfe eines Gipsabdrucks an. Dass dies eine veraltete Methode war und im weiteren Verlauf zu erheblichen Problemen führen würde, war mir zu diesem Zeitpunkt noch nicht klar.

Nach einer Eingewöhnungszeit von drei bis vier Wochen sollte ich das Korsett 16 Stunden am Tag tragen. Doch schon bei den ersten Eingewöhnungsversuchen schwand in mir die Hoffnung, dass ich mit einem Korsett jemals glücklich werden könnte. Pro Tag hielt ich es nicht länger als eine Stunde im Korsett aus und hatte dann so starke Schmerzen, dass ich nichts mehr machen konnte. Selbst nachts war es nicht besser, da ich alle 30 Minuten vor Schmerzen wach wurde und dann nicht mehr schlafen konnte, selbst wenn ich das Korsett irgendwann auszog. Dennoch versuchte ich es immer wieder, in der Hoffnung, dass es irgendwann vielleicht doch noch funktionieren würde. Dies führte aber lediglich zu einem Schlafdefizit, worunter meine schulischen und sportlichen Leistungen stark litten. Ich konnte mich nicht mehr richtig konzentrieren und war nur noch müde. Aus diesem Grund vereinbarten wir einen neuen Termin mit dem Arzt und schilderten ihm meine Situation. Doch er sagte mir nur, dass ich mich schon irgendwann daran gewöhnen werde. Nach einem halben Jahr war es aber immer noch nicht besser.

Zufällig redete ich dann mit meinem Mathelehrer über meine Situation und meine Probleme mit dem Korsett. Er erzählte mir, dass seine beiden Töchter ebenfalls ein Korsett trügen, aber keinerlei Probleme damit hätten. Er gab mir die Adresse ihres Arztes, Dr. Weiß, bei dem wir dann auch schnellstmöglich einen Termin vereinbarten. Bei unseren ersten Gesprächen machte Dr. Weiß gleich einen sehr netten, sympathischen und vor allem verständnisvollen Eindruck und stellte fest, dass mir mein Korsett viel zu klein angepasst worden war. Dies lag vermutlich an der veralteten Methode. Aus diesem Grund passte er mir mit Scannern und verschiedenen weiteren Messungen ein neues Korsett an. Meine neu geschöpfte Hoffnung wurde beim ersten Tragen des Korsetts direkt belohnt: Ich hatte erstmalig keine Schmerzen mehr. Nachdem noch ein paar Feinschliffe gemacht wurden, war Dr. Weiß zufrieden und ich ebenso. Die vorgegebene Tragezeit von 16–20 Stunden stellte auf einmal kein Problem mehr dar, und ich konnte endlich wieder die Nächte schmerzfrei durchschlafen. Meine schulischen Leistungen stabilisierten sich, und meinem Abitur kann ich ohne Sorgen entgegensehen. Auch meine sportlichen Leistungen wurden nicht mehr beeinträchtigt, fast schon im Gegenteil: In diesem Jahr konnte ich mich trotz Korsett erstmalig für die Europameisterschaften qualifizieren, was den bisher größten Erfolg meiner Laufbahn bedeutet.

Als Fazit kann ich jedem, der ein Korsett tragen muss, nur raten: Akzeptiert niemals ein Korsett, das euch Schmerzen bereitet. Ein Korsett sollte einen nicht großartig beeinträchtigen, außer dass es natürlich in gewisser Hinsicht ein wenig unförmig ist und manche Bewegungen ein wenig beeinflusst. Lediglich ein paar neue Klamotten muss man kaufen, da das Korsett darunterpassen muss. An den Rest gewöhnt man sich recht schnell, und für den Erfolg, den man erzielt, sind das doch recht geringfügige Opfer.

1.2.3 Skoliosegeschichte Nr. 3 C. S. (15 Jahre)

Als ich in der sechsten Klasse war, wurde meine Skoliose festgestellt. Damals war ich zwölf und hatte eine Krümmung von 43 Grad. Ich dachte, es sei nichts Schlimmes und dass es von allein wieder weggeht. Doch so war es natürlich nicht. Man sagte mir, ich würde ein Korsett bekommen. Ich konnte mir erst mal nichts darunter vorstellen. Als ich das Wort dann im Internet unter »orthopädisches Korsett« suchte, bekam ich erst mal einen Schreck. So was sollte ich also tragen?

Etwa zwei Wochen danach war ich dann noch mal beim Orthopäden, der mir eine Woche später mein erstes Korsett überreichte. Es war im Winter ganz gut zu tragen, obwohl ich wunde Stellen am Rücken bekam. Was mich jedoch am meisten nervte, waren die Bügel, die bis zum Schlüsselbein reichten. Alle T-Shirts mussten also hochgeschlossen bis zum Hals sein. Außerdem merkte ich nach einigen Wochen, dass mein Bein nach längerem Sitzen im Korsett immer einschlief, was ein unangenehmes Ziehen bis zum Rücken hervorrief. Nach ca. 18 Monaten und zahlreichen Anpassungen und Änderungen passte es gar nicht mehr.

Mein zweites Korsett ließ ich bei einem anderen Arzt machen. Dieser sollte angeblich besser sein. Dort wurde ich gleich eingegipst (ein ätzendes Gefühl). Nach einer Woche war dann auch das zweite Korsett einsatzbereit. Es war nur etwa halb so groß wie das vorherige und erinnerte an einen sehr großen, weißen Plastikgürtel. Aber auch dieses Korsett hatte Nachteile. Es war aus sehr dickem Plastik und auch noch vollgeklebt mit dicken und harten Pelotten, die zu Druckstellen führten. Mit diesem Korsett war ich auch nicht zufrieden, vor allem, weil es auch die Krümmung nicht wirklich verbesserte. Als dieses also auch nicht mehr passte, bekam ich ein drittes (wieder bei einem anderen Arzt). Es war wieder ganz anders. Es war größer, aus dünnerem Plastik und allgemein angenehmer zu tragen als die vorherigen. Dieses habe ich nun schon seit etwa zwei Jahren. Das letzte hat am meisten geholfen. Es hat die Krümmung deutlich mehr verbessert als die anderen.

Glücklicherweise hat man keines der drei Korsette durch die Kleidung durch gesehen, und ich konnte immer tragen, was ich wollte. So kam es, dass es viele in meiner Klasse, die Bescheid wussten, vergessen haben und noch heute ganz erstaunt sind, wenn ich sage, dass ich es noch immer trage. Ich trug jedes Korsett immer in der Schule und auch nachts, aber nie 23 Stunden am Tag. Ich schaffte höchstens, es 18 – 20 Stunden zu tragen. Das lag daran, dass es sowohl beim Lernen störte als auch beim Essen, da es mir dabei schnell zu eng wurde. Obwohl die Tragezeit kürzer als vorgeschrieben war, verbesserte sich mein Rücken, da ich regelmäßig zur Krankengymnastik ging. Außerdem besuchte ich einen zweistündigen Kurs, in dem ich lernte, wie ich meine Haltung im Alltag korrigieren kann, wenn ich das Korsett mal nicht trage. Jetzt muss ich es nur noch 16 Stunden tragen. Das bedeutet, dass ich es nur noch in der Schule und nachts tragen muss. Korsetttragen macht alles andere als Spaß, jedoch kann man es mit der richtigen Einstellung und guten Freunden schaffen, diese Zeit einigermaßen zu überstehen. Sehr wichtig: Viel Sport machen (dabei darf man das Korsett nämlich ausziehen, denn »Sportzeit ist Tragezeit«). Meine Empfehlung: *Versucht einfach all das zu machen, was ihr ohne das Korsett auch schon gemacht habt, eben nur ein wenig abgewandelt.*

1.2.4 Skoliosegeschichte Nr. 4 K. Y. (17 Jahre, Moskau)

Mein Name ist Katharina, ich bin 17 Jahre alt und stamme aus Russland. Ich möchte meine Geschichte von dem Moment an erzählen, als bei mir die Diagnose »Skoliose« gestellt wurde. Alles begann im Januar 2006 im Alter von 13 Jahren während des Ballettunterrichts. Meine Lehrerin bemerkte, dass der linke Teil meines Rückens ein wenig höher war als der rechte, und empfahl mir, zum Orthopäden zu gehen. Bald haben meine Eltern einen Arzt in Moskau gefunden, der mir helfen sollte. Der Arzt war nicht unfreundlich, aber seine Worte haben bei mir Besorgnis und Tränen verursacht. Meine Wirbelsäulenverkrümmung betrug 22 Grad. Er sagte, dass es heutzutage zwei Arten der Behandlung gäbe: die konservative und die OP, sollte die Verkrümmung weiter zunehmen. Beides wollte ich nicht, ich wollte nur schnell wieder weg und alles vergessen. Der Arzt meinte, es wäre bei mir noch nicht so schlimm, und ließ mich hoffen, dass die Behandlung nicht lange dauern würde.

Meinen Eltern gelang es, mich zu beruhigen, und sie erklärten mir, dass alle Menschen im Leben irgendwann einmal Schwierigkeiten haben und es nicht möglich ist, dies zu vermeiden. Vollkommene Gesundheit gibt es wohl nicht, und es gibt auch Fälle, bei denen keine Heilung möglich ist. Immerhin hätte ich die Chance, meine Verkrümmung zu verbessern, und die solle ich doch nutzen.

Ich wurde in ein Kurzentrum in Moskau geschickt, wo es Kinder und Jugendliche mit den unterschiedlichsten Krümmungsgraden gab. Die Ärzte dieses Zentrums erarbeiteten individuelle Übungsprogramme. Ich war gezwungen, über einen Monat zunächst täglich eine Stunde Gymnastik zu machen, dann bekam ich Massagen und Elektrostimulation, dann wieder Gymnastik. So vergingen die Tage, aber in den Pausen hatte ich auch Zeit zum Essen und zur Erholung, für die Schule und für Freunde. Im Kurzentrum wurde für mich ein Gipsbett angefertigt, in welchem ich schlafen musste. Um die Wahrheit zu sagen, war es schwer und letztlich ungeeignet. Auch wurde für mich ein Korsett KPO-14 angefertigt, das mir nicht half. In dem Kurzentrum verbrachte ich einen Monat. Wieder zu Hause, suchten wir sofort den Arzt auf, und ich erwartete Worte zu hören wie: »*Alles ist wieder in Ordnung. Du bist wieder gesund.*« Stattdessen hatte sich außer einem Muskelzuwachs offenbar nichts geändert.

Dann haben meine Eltern beschlossen, andere Behandlungsmöglichkeiten zu suchen. Mein Vater begann, sich intensiver mit der Skoliose zu befassen, und hat Bücher zum Thema gelesen und auch im Internet, u.a. in Foren, nach Informationen gesucht. Dank seinen Bemühungen habe ich vom Chêneau-Korsett und von einem Spezialisten in Deutschland gehört. Ohne meinen Vater wäre ich garantiert nicht darauf gekommen.

Also haben wir beschlossen, zu einer Konsultation dieses Spezialisten nach Deutschland zu fahren und dort auch ein Korsett machen zu lassen. Wie sich zeigte, hatte ich schon 42 Grad unten und 33 Grad oben. Der Spezialist war sicher, dass er uns helfen könne. Das machte mir große Hoffnung. Er schickte uns zur Orthopädiewerkstatt, wo wir das Chêneau-Light-Korsett wählen konnten. Um die Wahrheit zu sagen, war ich sehr erschrocken, dass ich es mehr als 20 Stunden tragen sollte, und ich war auch besorgt, was wohl meine Freunde dazu sagen würden. *Heute weiß ich, dass es nicht um deren Meinung, sondern um mein Leben ging.* Meine Eltern halfen mir wieder, den richtigen Schritt zu machen. Sie erklärten mir, dass man auf das Korsett stolz sein kann und sich nicht zu schämen braucht. Auf die Frage, was das sei, könne man auch einfach und mutig antworten, dies sei ein Korsett, um wieder gesund zu werden. So lebte ich drei Jahre. Die meisten Leute haben das Korsett überhaupt nicht bemerkt. Ich habe es mindestens 20 Stunden getragen, und das war gar nicht so schwierig. Ich nahm das Korsett nur für den Sportunterricht und unter der Dusche ab. Im Winter war es sehr leicht auszuhalten, besonders unter den Rollkragenpullovern, im Sommer war es ein wenig heiß, deswegen trug ich es manchmal tagsüber nicht. Jedes Jahr fuhr ich zweimal nach Deutschland zum Spezialisten zur Kontrolluntersuchung, und die Ergebnisse erfreuten mich mehr und mehr, weil die Gradzahlen immer geringer wurden.

Nach dem ersten Monat der Korsettbehandlung war die Verkrümmung nur noch 25 Grad oben und 23 Grad unten, nach einem Jahr im nächsten Korsett 19 Grad oben und 0 Grad unten. Nach der Beendigung der Behandlung habe ich jetzt ohne Korsett 35 Grad oben und 31 Grad unten, aber dabei die OP vermieden.

1.2.5 Skoliosegeschichte Nr. 5 S. H. (19 Jahre)

Man schrieb das Jahr 2007, als ich eines Mittags meinen Hausarzt aufsuchte, um die allgemein übliche Jugenduntersuchung über mich ergehen zu lassen. Es war mir schon aufgefallen, dass mein Rücken nicht ganz gerade war, jedoch machte ich mir zu diesem Zeitpunkt noch keine ernsthaften Gedanken darüber. Auch meine Hausärztin bemerkte den leicht krummen Rücken und überwies mich an einen Orthopäden, nur um sicherzugehen, dass ich keine ernsten Rückenprobleme hatte. Von gemischten Gefühlen begleitet, begab ich mich zum Orthopäden. Dieser stellte eine Skoliose mit 20 Grad fest. Da ich davor noch nie etwas von Skoliose gehört hatte, war der erste Schock sehr groß! Was genau stimmte mit meinem Rücken nicht? Wie schlimm war die Sache? Mein Orthopäde verschrieb mir Krankengymnastik einmal in der Woche.

Nach einiger Zeit suchte ich meinen Orthopäden erneut auf, um festzustellen, wie sich die KG auf meine Wirbelsäule ausgewirkt hatte. Völlig zuversichtlich betrat ich das Sprechzimmer, um zu erfahren, meine Skoliose habe sich um zehn Grad verschlechtert. Eine Kur oder ein Korsett seien nötig, um einem weiteren Fortschreiten der Verkrümmung entgegenzuwirken. Mir wurde ein Arzt empfohlen, der auf Skoliose spezialisiert ist. Unter Tränen verließ ich den Orthopäden. Ich dachte, mein ganzes Leben wäre zerstört und ich hätte eine schreckliche Krankheit. Mit tausend Ängsten im Gepäck machte ich mich auf den Weg zu diesem Arzt. Obwohl mir dieser eine Kur **und** ein Korsett verschrieb, fühlte ich mich nach dem Gespräch mit ihm viel besser! Er hatte eine so tolle Art, mich zu beraten, mir meine Ängste zu nehmen, mir Mut zu machen und mir zu zeigen, dass Skoliose zum einen keine schlimme Krankheit ist und zum anderen, viel mehr Menschen an solch einer Verkrümmung leiden, als man denkt. Mit seiner einfühlsamen Art erlangte er mein Vertrauen. Ich fühlte mich bei ihm sofort gut aufgehoben und wusste, dass er meine Sorgen und Ängste verstand.

Noch im selben Jahr bekam ich mein Korsett. Es handelte sich um ein so- genanntes Chêneau-Light-Korsett. Die Korsettbauer waren sehr freundlich und ebenfalls verständnisvoll. Sie überzeugten mich schnell davon, dass ich das Korsett als meinen

Helfer und nicht als ein Monster anzusehen hätte, und so freundete ich mich mit meinem neuen täglichen Begleiter rasch an und trug ihn täglich ohne Probleme 20 Stunden lang. Schmerzen hatte ich nur am ersten Tag, danach nie wieder. Ich gewöhnte mich sehr schnell an mein Korsett, und auch die Nächte fand ich überhaupt nicht schlimm. Für mich war es, ehrlich gesagt, umgekehrt viel gewöhnungsbedürftiger, mich wieder ohne Plastik ins Bett zu legen. Auch mit meinem Umfeld gab es keine Probleme. Ich zeigte das Korsett meinen Mitmenschen sofort ganz offen, und von da an gehörte das Teil zu mir dazu wie eine Brille zu anderen Menschen. Das Schlimmste an meinem Korsett war die Hitze. Manchmal, wenn mein Oberteil mal wieder klatschnass geschwitzt war, hätte ich das Korsett am liebsten ausgezogen und in die Ecke geworfen. Aber ich habe es stets geschafft, konsequent und vernünftig zu bleiben, da ich mir immer wieder klarmachte, dass ich es für mich tue und dass ich es später nicht bereuen möchte, inkonsequent gewesen zu sein. Diese optimistische Einstellung war wirklich wichtig, um einen Erfolg für meine Gesundheit zu erzielen. Dank dem Rückhalt in meiner Familie konnte ich solch einen Optimismus entwickeln!

Im Sommer des gleichen Jahres (2008) fuhr ich für fünf Wochen zur Kur. Die dort angewandte Schroth-Gymnastik, die motivierenden Therapeuten und die vielen Mitbetroffenen haben mir und meinem Rücken sehr gutgetan! Ich habe in der Klinik ein Mädchen kennengelernt, mit dem ich noch heute, nach drei Jahren, wirklich gut befreundet bin und das mich mit meiner Skoliose einfach am besten verstehen kann. Auch habe ich dort einige Mädels kennengelernt, die Korsette hatten, die total groß und sehr schwer waren. Zwar hieß es, dass diese geringfügig effektiver seien als die Chêneau-Light-Korsette, aber ich habe beobachtet, dass viele dieser Orthesen die meiste Zeit im Zimmer herumlagen, weil sie schreckliche Rückenschmerzen verursachten. Deshalb war ich froh, dass ich das Korsett mit der Leichtbauweise besaß, da ich es – wie verordnet – 20 Stunden täglich tragen konnte und somit eine höhere Effizienz erzielte.

Nach der Kur habe ich daheim täglich meine Gymnastik gemacht, und einmal in der Woche wurde ich von einer Therapeutin unterstützt. Bei einer Nachuntersuchung stellte mein Arzt fest, dass sowohl das Korsett als auch die Kur zu einer erheblichen Verbesserung meiner Skoliose beigetragen hatten. Nach einer weiteren Untersuchung stand fest, dass ich ausgewachsen war, und so durfte ich mein Korsett langsam abschulen.

Nun habe ich das alles überstanden und bin wirklich stolz, diese Zeit so toll gemeistert zu haben! *Das Handicap hat mich psychisch sehr gestärkt und selbstbewusster gemacht!*

Abschließend möchte ich mich bedanken bei meinem Arzt, bei den Korsettbauern der Firma, bei meiner Familie und natürlich bei meinem Korsett (das ich übrigens in meinem Zimmer als Erinnerung aufgehängt habe).

Und allen Patienten möchte ich den Tipp meines Arztes weitergeben: *»Macht euch nicht verrückt mit eurer Skoliose, sondern genießt das Leben – ist alles halb so wild!«*

1.2.6 Skoliosegeschichte Nr. 6 S. B. (15 Jahre, Neuseeland) *[Aus dem Englischen übersetzt.]*

Ich erinnere mich noch sehr genau, als wäre es in meine Erinnerung eingebrannt: Es war Dezember 2008, als ich Dr. Hans-Rudolf Weiß zum ersten Mal traf. Dies ist ein Tag, den ich nicht so leicht vergessen kann, ein Tag von großer Bedeutung, ein Tag, der mein Leben verändern sollte.

Ich kam zu Dr. Weiß als etwas spät entwickeltes zwölf Jahre altes Mädchen mit einer Skoliose von ca. 35 Grad, die rasch zugenommen hatte. Er sagte mir, ich bräuchte mir keine Sorgen machen, weil ein gut gebautes Korsett nicht nur die Krümmungszunahme aufhalten könne, bei einer Tragezeit von ca. 23 Stunden täglich könne man gar eine gewisse Verbesserung erwarten. Als ich dies hörte, glaubte ich in meinen Gefühlen zu ertrinken, es war hauptsächlich Glück, teilweise auch Unsicherheit und Angst. Wird die alternative Lösung wirklich funktionieren? Weiß dieser Mann, was er tut? Wird das Tragen dieses Korsetts 23 Stunden täglich in den nächsten Jahren mein Leben verändern?

Die Antwort auf alle meine Fragen lautet: Ja. Diese Welle von Empfindungen löste sich bei mir in Tränen. Es waren leere Tränen ohne Bedeutung. Ich kann Dr. Weiß zitieren, der diese Reaktion ganz offensichtlich schon vielmals beobachtet hatte: »*Merk dir meine Worte, Kind, wenn du einmal ausgewachsen bist, werden das Tränen der Freude sein.*« Der Mann hatte recht. Zweieinhalb Jahre später habe ich dies hier geschrieben. Und ja, ich habe diese Freudentränen vergossen. Aber wie kam es dazu, dass ich am Ende so belohnt wurde?

Als ich zum ersten Mal aus dem Untersuchungszimmer kam, merkte ich, dass ich es war, ich allein, die sich auf der Reise auf einer unbekannten Straße befand. Ich wusste, wo ich starten würde und wo das endgültige Ziel (hoffentlich) lag. Ich wusste nicht, wie lange es dauern oder wie es sich auf mein Leben auswirken würde. Ich erfuhr viel Hilfe und Unterstützung von Freunden, von meiner Familie und von den Profis, aber am Ende kommt es auf einen selbst an und auf die Entscheidungen, die man trifft.

Ich werde nicht lügen, es waren mehrere Stolperstellen auf dieser Straße, und einige waren angenehmer als andere. Ich ging den Weg Schritt für Schritt. Von Beginn an war mir bewusst, dass es für mich unterschiedliche Endpunkte meiner Reise geben konnte, je nachdem, wie ich mit meiner Skoliose zurechtkam. Offensichtlich strebte ich, meinem Instinkt folgend, dem bestmöglichen Endergebnis entgegen. Dem möglichen Endresultat. Um dieses gewünschte Ergebnis zu erzielen, musste ich alles in meiner Macht Stehende tun, ich wusste, es würde sich nicht von alleine einstellen.

Dies ist eine Geschichte über die Reise meines Lebens mit der Skoliose. Mein Name ist Sanne, und ich bin ein durchschnittliches Mädchen aus Neuseeland, das die Natur liebt, das Surfen, es liebt, mit Freunden rumzuhängen und Tennis zu spielen. *Das Leben war gut. Und zu meiner großen Überraschung blieb es auch gut.*

Als ich zwölf war, hatte ich eine Wirbelsäulenverkrümmung von 15 Grad, welche sich innerhalb von nur sechs Monaten zu einer Doppelkrümmung von oben 20 Grad und unten 25 Grad entwickelte. Ich begann mit einem intensiven Übungsprogramm für drei Monate und übte viermal pro Woche. Als ich 12 3⁄4 war, hatte sich meine Krümmung auf 35 Grad oben und 30 Grad unten verstärkt. Das intensive Trainingsprogramm hatte offensichtlich nicht funktioniert, und mir blieb keine weitere Option außer der Operation.

Meine Mutter suchte im Internet und fand die von mir benötigte Hilfe in Deutschland bei Dr. Weiß. Die Spezialisten in Neuseeland rieten uns von der Reise nach Deutschland ab, da sie nicht an die Möglichkeit glaubten, eine Skoliose könne mit Korsetten und Übungen verbessert werden. Dank der Sturheit meiner Mutter – sie bestand darauf – haben wir noch am selben Tag Flugtickets nach Deutschland gekauft. Ich kam während der Weihnachtszeit im Alter von zwölf Jahren und zehn Monaten nach Deutschland. Bald trafen wir Dr. Weiß, der mir bei unserer ersten Begegnung sagte, ich solle ein Chêneau-Light-Korsett tragen, bis ich ausgereift sei. Damals glaubte ich, die Welt habe sich auf den Kopf gestellt und sei in sich zusammengefallen. Aber wie meistens im Leben: Es war nicht annähernd so schlimm, wie es zunächst schien. Nach einem Monat kam ich zurück nach Neuseeland mit einem gut angepassten Korsett, einer Übungsroutine und einer neuen, insgesamt positiven Einstellung zur Korrektur meiner Skoliose.

Zu Hause dauerte es ein paar Wochen, bis ich mich an das Korsett gewöhnt hatte. Ich ging weiterhin an den Strand und tat, was ich im Laufe des Sommers auch sonst getan hätte. Dann kam mein erster Tag an der High School, an sich schon nervenaufreibend genug, aber mit diesem Korsett verdoppelte sich meine Nervosität. Und wieder einmal: Es war nicht so schlimm, wie ich zunächst gedacht hatte. Meine Schuluniform passte perfekt über mein Korsett, und es war für andere gar nicht zu erkennen, dass ich es trug. Um ganz ehrlich zu sein, war ich sehr bewusst im Umgang mit meinem Korsett, da es mich zu etwas »Besonderem« machte. Ich hörte viele Geschichten über Jugendliche, die ihre Korsette innerhalb und außerhalb der Schule zeigten. Ich zolle diesen Menschen absoluten Respekt, und ich wünschte, ich hätte den Mut gehabt, es ihnen gleichzutun. Stattdessen versteckte ich das Korsett vollkommen. In der Tat war ich so vorsichtig im Umgang damit, dass ich nur drei meiner besten Freunde davon erzählt habe, die es als Geheimnis bewahrten.

Mein Sportlehrer war die einzige Person in der Schule, die von dem Korsett wusste. Ansonsten ist es über einen Zeitraum von eineinhalb Jahren niemandem aufgefallen. Ich frage mich immer noch, wieso es niemand bemerkt hat, vielleicht, weil niemand so etwas erwartet hat, vielleicht, weil die Leute noch nie von einem Korsett gehört hatten oder mehr in ihrer eigenen Welt gefangen waren. Vielleicht habe ich das Ganze in meinem Kopf zu etwas weit Bedeutsamerem werden lassen, als es wirklich war? Die meisten Jugendlichen achten extrem auf ihr Aussehen, aber das war nicht so sehr mein Grund, das Korsett zu verstecken. Meine größte Angst war, dass die Menschen es herausfinden und mich anders behandeln, so, als hätte ich eine Behinderung. Jetzt weiß ich aus Erfahrung, dass dies nicht passiert wäre, und ich glaube, dass es am besten ist, wenn man der Welt von seiner Skoliose erzählt, natürlich nur, wenn man sich mit diesem Konzept wohlfühlt: »*Denk daran, niemand ist perfekt, und jeder Mensch unterscheidet sich vom anderen.*«

Natürlich musste ich mein Leben an das Korsett anpassen, aber die Veränderungen waren minimal. Wie ein Tropfen Wasser in einem See. Die Wassertropfen sind die wenigen kurzfristigen Änderungen, und der See ist ein ganzes Leben. Nach ca. einem halben Jahr vollzeitiger Korsettbehandlung ging ich zurück nach Deutschland, um mein Korsett nachjustiert zu bekommen, und dann nochmals ein Jahr später im Alter von 14 ½. Über den Winter trug ich dann das Korsett weniger lang, und nach sechs Monaten, mittlerweile war es Sommer (Ende 2010), nur noch nachts. Ich sah Dr. Weiß vielleicht zum letzten Mal im Juli 2011. Er sagte, ich bräuchte das Korsett nicht mehr zu tragen, nicht einmal mehr in der Nacht, da ich ausgereift sei. Meine Wirbelsäulenkrümmung ist auf 22 Grad oben und 15 Grad unten zurückgegangen.

Was für ein schöner Abschluss! Dr. Weiß ist ein Mann, der die Wahrheit sagt. Dies war der Moment der Freudentränen. Für mich war es ein sehr harter Abschied. Ich habe nicht nur Abschied von Dr. Weiß und Herrn Werkmann, dem Techniker genommen, sondern auch von meinem Korsett, das mein Leben so deutlich verbessert hat. Ich weiß nicht, warum es so schwer war, das Korsett loszulassen, als ob es ein Teil von mir gewesen wäre. Buchstäblich! Das Tragen dieses Korsetts war die beste Entscheidung, die ich je getroffen habe, und es funktionierte besser als erwartet. Jetzt habe ich einen relativ geraden Rücken ohne Schmerzen, und ich verdanke alles Dr. Weiß, einem Menschen, der viele Leben verändert und dies von Herzen tut, nicht wegen des Geldes. Also, ich denke, meine Reise endet hier, in einem kleinen deutschen Dorf, mehr als 18.000 Kilometer von der Heimat entfernt. Mein Ziel ist erreicht.

Alles Liebe aus »Down Under«
Sanne

1.2.7 Skoliosegeschichte Nr. 7 B. B. (15 Jahre)

Alles begann an einem sonnigen Frühlingstag im April 2003, ein Frühling der Veränderung und der Unsicherheit …

Ich suchte wegen meiner Rückenschmerzen, die ich Abend für Abend hatte, meinen Hausarzt auf, um mich untersuchen zu lassen. Tief in mir drin war ich mir sehr sicher, dass es nichts Schlimmes sein wird und dass es vielleicht an einer zu starken Belastung des Rückens liegt. Der Arzt machte mit mir den Vorneigetest und sah ganz deutlich, dass ich Skoliose habe. Zuerst wusste ich überhaupt nicht, was das ist und wie das wohl aussieht. Mein Hausarzt machte einen dringenden Termin bei einem Orthopäden. Immer noch hoffte ich, dass es nicht Skoliose ist, obwohl ich immer noch nicht genau wusste, was das ist. Wieder wurde der Vorneigetest gemacht und um ganz sicherzugehen, wurden auch Röntgenaufnahmen gemacht. Doch wieder hieß es: Skoliose. Auf den Röntgenbildern konnte ich erkennen, wie Skoliose aussieht, aber keiner erklärte mir Genaueres. Ich bekam Krankengymnastik verordnet. Ich konnte mich nicht mit der Diagnose abfinden und suchte einen zweiten Orthopäden auf, bei dem ich schon einmal in Behandlung war. Die Diagnose war dieselbe. Jetzt erfuhr ich zum ersten Mal, was Skoliose überhaupt ist.

Mein Hausarzt wies mich schon bei der ersten Untersuchung darauf hin, dass es sein kann, das ich ein Korsett bekomme. Nun hoffte ich, dass ich wenigstens einmal an diesem Tag Glück hätte. Doch davon war keine Spur. Ich bekam ein Korsett verordnet und Krankengymnastik nach Katharina Schroth. Für mich ist es heute noch schwer zu erklären, was in diesem Moment in mir vorging …

Ich wurde für den Rest meiner Schulzeit vom Sportunterricht befreit. Für manch andere Skoliosebetroffene bedeutet Sport eine Menge, für mich nicht. Doch manchmal vermisste ich es, mich mal so richtig mit meinen Freunden auszutoben und nicht immer anders zu sein. Trotz meines großen Widerwillens fuhr ich zweimal die Woche zur Krankengymnastik. Am Anfang war das für mich nichts weiter als Zeitverschwendung. Ich verstand überhaupt nicht, was alle von mir wollten, für mich war mein Rücken gerade. Als nun langsam der Sommer zu Ende ging, war mir klar, dass sie recht hatten. Wenn ich mich im Spiegel ansah, sah ich sofort, dass mein Rücken nicht so gerade war, wie ich immer dachte. Es war sicherlich keine leichte Aufgabe für meine Physiotherapeuten, mir dieses Körpergefühl zu vermitteln.

Als der Herbst begann und somit meine Physiotherapie zu Ende war, verschwanden auch die Gedanken an meine Skoliose. Nur selten dachte ich daran. Bis eines Tages der Termin zum Korsettanpassen feststand. Ich fuhr mit meiner Mutter zu dem von ihr lang ersehnten und von mir über alles gehassten Termin, hatte auch Angst, denn ich wusste nicht, was auf mich zukommt, was mit mir passiert. Ein Ärzteteam begrüßte mich und besprach mit mir das Vorgehen. Ich musste mir ein weißes Hemd anziehen und wurde dann eingegipst. Als der Gips immer heißer und immer fester wurde, bekam ich fast Panik. Nach drei Stunden fuhr ich mit meiner Mutter wieder nach Hause.

Mit der Zeit wurde es Winter, und Weihnachten stand vor der Tür. Ich bekam einen Anruf vom Sanitätshaus, dass mein Korsett zum Abholen fertig sei. Ich war gespannt. Wie es wohl aussieht? Doch als ich dieses Ding das erste Mal sah, war ich den Tränen nah. Ich konnte in dem Moment überhaupt nichts mehr sagen. Es wurden noch einige Dinge abgeändert, und dann konnte ich wieder nach Hause fahren. Kaum zu Hause angekommen, landete das Ding in der nächsten Ecke. Mit aller Kraft wehrte ich mich, es zu tragen. *Ich hasste es, es war für mich ein Monster!* Es drückte an jeder Ecke. Ich konnte mich kaum bewegen, ich wollte nicht eingeschränkt sein! Ich wollte so sein wie jeder andere Mensch auch! Es dauerte lange Zeit, ehe ich mich damit abgefunden hatte, dass ich aber nun mal nicht so bin wie jeder andere Mensch! Dass ich mich nicht so frei bewegen kann. Am Anfang trug ich das Korsett nie. Doch auch bei mir kam irgendwann der Tag, an dem ich mir sagte, dass ich das für mich und mein Leben tue und für niemand anderen. Trotzdem war es am Anfang schwer, das Korsett zu ertragen, ich hatte Schmerzen und musste auch lernen, meine Bewegungen so anzupassen, dass es mir möglich war, gewisse Dinge im Alltag zu meistern. Nun ist schon mehr als ein Jahr vergangen. Ich habe mich sehr viel mit der Skoliose auseinandergesetzt, las Berichte, Bücher, versuchte, Kontakt zu anderen aufzunehmen. Es war oft schwer, und es wird sicher auch noch weiter schwere Zeiten für mich geben. Doch das alles hat mein Leben sehr geprägt. Ich erinnere mich oft an den Tag, als die Skoliose festgestellt wurde, und an den Tag, an dem mir selber bewusst wurde, dass sich eine ganze Menge ändern würde.

Zum Schluss möchte ich noch ein paar Worte an alle anderen Betroffenen richten: Für die einen ist es leichter, mit der Skoliose umzugehen, für die anderen schwerer. Ich glaube, ich gehöre zu den Letzteren. Doch möchte ich allen sagen, gebt euer Leben nicht auf! Auch wenn es schwerfällt, wieder aufzustehen, wenn man erst einmal am Boden liegt. Ich weiß, wie schwer es ist, all diese klugen Sprüche über sich ergehen zu lassen. Auch ich habe mir oft gewünscht, dass alle, die sich über mich lustig machten, nur einmal für einen Tag in diesem Korsett stecken. Dass sie einmal am eigenen Körper erfahren, wie schwer es ist, sich plötzlich nicht mehr so frei bewegen zu können. Es ist schwer, immer die Kraft aufzubringen und sich zu sagen: Das tust du für dich und für niemand anderen.

Ich denke auch, einige werden sich genau wie ich die Frage stellen: Warum gerade ich? Ich bin sicher, eines Tages kommt die Zeit, wenn sich all unser Zurückhalten, unser Eingeschränktsein gelohnt hat und auch wir uns wieder frei bewegen können. Wir alle werden sicher immer Skoliosebetroffene bleiben, und das, was wir mit ihr erlebt haben, werden wir sicher nie in unserem Leben vergessen! Doch ich denke, dass irgendwann auch diese Zeit der Vergangenheit angehört. Es gibt so viele Betroffene auf dieser Welt, und uns alle verbindet dieses eine Schicksal.

Ich wünsche euch alles Gute!
B. B.

1.2.8 Skoliosegeschichte Nr. 8
S. T. (15 Jahre)

Mein »Korsi« und ich

Als ich elf Jahre war, bemerkte meine Mutter die schiefe Wirbelsäule an meinem Rücken, da sie selbst eine Skoliose hat. Bei ihr wurde es erst mit 15 entdeckt, sie bekam Turnen verschrieben. Sie turnt bis heute, sonst hat sie Schmerzen. Als ich das erste Mal mit beim Orthopäden war, meinte er, es könnte sich beim Wachstum wieder richten. Damals machte ich mir noch nicht viele Gedanken darüber. Beim nächsten Besuch sprach er dann von Operation. Das war der Grund für uns, zu einem anderen Orthopäden zu wechseln, um seine Meinung darüber zu hören. Das war richtig, wie sich herausstellte. Von Operation war keine Rede mehr. Wieder wurde beobachtet, und ich ging jede Woche zum Turnen. Inzwischen war ich 13 und ging in die achte Klasse des Gymnasiums. Es war Anfang des Jahres 2003, ich saß mal wieder im Wartezimmer der Orthopädin, ohne etwas zu ahnen. Als sie dann die Gradzahl meiner Krümmung auf dem Röntgenbild maß und sich meinen Rücken anschaute, sagte sie, dass ich ein Korsett bekommen werde. Ich hatte 21 Grad, und mein Wachstum ist bald abgeschlossen. Das war der größte Schock im meinem Leben; ich konnte es mir einfach nicht vorstellen, wollte es auch nicht!

Um ehrlich zu sein, hatte ich eine Riesenangst. Doch es ließ sich nun nicht mehr ändern. Falls ich noch immer dagegen sein würde, wenn ich genug darüber nachgedacht habe, sollte ich zur Kur. Und ob ich darüber nachdachte! Ich hatte keinen anderen Gedanken mehr. An diesem Tag habe ich nicht mehr viel geredet, sondern nur geweint. Ich habe gedacht, das sei das Ende meines freien Lebens. Was kann ich mit Korsett denn schon machen? 23 Stunden jeden Tag – alles schien nur ein Albtraum zu sein. Nach und nach wussten es alle, meine Familie und meine Freunde. Alle sprachen mir Mut zu, ich würde das schon schaffen und dass sie immer bei mir sind. Ich hatte nicht das Gefühl, es überstehen zu können, doch ich musste!

Die Zeit rückte immer näher. Nach einem Gipsabdruck wurde mein Korsett angefertigt. Am 14.4.2003 sollte es im Krankenhaus angepasst werden. Das war der 34. Geburtstag meiner Mutter und der Geburtstag meiner Oma. Am Abend zuvor hatten noch alle angerufen und mir SMS geschrieben. Ich hatte große Angst, war aber auch irgendwie neugierig auf mein Korsett und das andere Mädchen in meinem Zimmer. Ob sie nett ist? Nur noch ein paar Stunden Freiheit! Als wir angekommen waren, ging es erst mal von Arzt zu Arzt, um Formulare auszufüllen. Das Krankenhaus fand ich ganz o. k. Mein Zimmer war auch schön mit Blick auf den Wald. Ich verabschiedete mich von meiner Mutter, aber zum Glück war meine Leidensgenossin schon da. Sie hieß Katja und war 15 Jahre alt. Katja war echt sehr nett, und wir verstanden uns super. Wir teilten nicht nur das Zimmer, sondern auch unsere Sorgen und Gedanken. Ich hatte nun mein Korsett und konnte zuerst gar nicht richtig laufen oder sitzen. Alles war so komisch – es tat auch sehr weh. Nun war ich eingesperrt. Wir bekamen Bälle zum Sitzen. In der ersten Nacht konnte ich überhaupt nicht liegen, alles tat weh, und ich schlief noch mal ohne Korsett. Die Woche verging ziemlich schnell, mir ging es zwar nicht immer so gut, aber ich hatte mich langsam an den Gedanken gewöhnt, es jetzt immer tragen zu müssen. Inzwischen nannte ich mein Korsett übrigens »Korsi«, was ein gutes Zeichen war, glaube ich.

Zu Hause waren natürlich alle neugierig auf mein Korsi und erschraken, als sie es sahen. Aber alle hielten zu mir und halfen mir, wo sie konnten. Langsam ließen auch die Schmerzen nach, aber auch mein Selbstbewusstsein. Meine Kleider haben fast alle nicht mehr gepasst. Ich konnte nur noch weitere Sachen anziehen. Ich hatte immer das Gefühl, dass man es sieht, und das wollte ich auf keinen Fall. In meiner Klasse haben alle auf mich geschaut, wenn ich nach vorn zur Tafel gehen musste. Aber sie waren auch nur neugierig und hätten mich nie ausgelacht oder mich gehänselt. Sie bewunderten es eher, dass ich das alles meisterte. Sie wussten aber nicht, was in mir vorging. Ich bin in der Schule ein bisschen abgefallen, hab mir sogar geschworen, in dieser Zeit keinen Freund zu haben, weil ich nicht gedacht hätte, dass jemand dafür Verständnis hat. Aber wenn man jemanden liebt, dann liebt man ihn, wie er ist. Also hatte ich dann doch einen Freund, was mir sicher auch geholfen hat. Natürlich hätte ich am liebsten tausendmal alles hingeschmissen, aber ich wusste, dass ich es schaffen muss und auch kann.

Am schlimmsten war der Sommer, weil es so heiß war und die anderen im Bikini rumgelaufen sind. Jedes Mal, wenn wir wieder zur Ärztin fuhren, habe ich darauf gewartet, dass sie endlich sagt, dass meine Wirbelsäule wieder gerade ist und ich mein Korsi los bin. Doch es zog sich hin, der Winter kam. Wenigstens hatte man da sowieso dicke Sachen an.

Dann habe ich auch den Termin bekommen, wann ich anfangen werde, mein Korsi schrittweise abzusetzen: am 9.2.2004. Ich zähle schon die Tage, bis es endlich so weit ist. Denn mein größter Wunsch ist es, meinen 15. Geburtstag ohne Korsi zu feiern. Aber dass ich es da schon los sein werde, hätte ich mir nicht träumen lassen.

Ich muss sagen, dass ich ziemlich stolz auf mich bin, diese schwere Zeit überstanden zu haben. Denn es war bestimmt nicht nur für mich, sondern auch für meine Eltern und meine restliche Familie schwer. Ich danke meiner Familie und meinen Freunden, dass sie immer für mich da waren, zu mir gehalten haben und mich unterstützt haben. Ohne sie hätte ich das nie geschafft. Ich habe auch dadurch herausgefunden, was wahre Freunde sind, nämlich die, die immer bei einem sind und auch im Unglück zu einem halten. *Bald beginnt ein neues Leben für mich.* Vorher wusste ich manches gar nicht zu schätzen. Mal wieder auf meinem Rücken oder Bauch schlafen, nicht auf hartem Kunststoff, vor allem wieder Sachen in meiner Größe anziehen. Ich habe in meinem Korsi nur das Böse gesehen und nicht, dass es mir hilft. Doch das weiß ich jetzt, und dafür danke ich ihm. Ich werde es nie vergessen und bestimmt noch oft daran zurückdenken und ihm wieder dankbar sein.

Skoliosegeschichte Nr. 9
U. M. (58 Jahre)

Vor 35 Jahren stellte man bei mir eine beginnende Skoliose fest, die seitdem konservativ behandelt wurde. Leider ist heute das Krankheitsbild so weit fortgeschritten, dass die rechtskonvexe Lumbalskoliose eine Krümmung von 50 Grad nach Cobb erreicht hat und ich unter chronischen Schmerzen leide; außerdem ist in den letzten zwei Jahren eine Kyphose hinzugekommen. Die letzte Kur vom 1.2. bis 22.2.2006 brachte keinerlei Besserung. Der von mir bei Kurantrag geäußerte Wunsch, in einer Spezialklinik unterzukommen, wäre meines Erachtens sinnvoller gewesen, da dort gezielte Übungen für Skoliosepatienten angeboten werden. Dies bestätigt die Äußerung einer Therapeutin: »Patienten mit einer solchen Krümmung sind bei uns recht selten.« Auf Empfehlung einer Bekannten konsultierte ich Herrn Dr. med. Weiß, der mir nach eingehender Untersuchung das »physio-logic brace™« verordnet hat, dessen Kosten von der Krankenkasse übernommen wurden.

Heute kann ich berichten, dass sich nach konsequenter Benutzung über einen Zeitraum von sechs Monaten bei 15 Stunden täglich die Schmerzen gemindert haben.

Wie empfohlen, habe ich das Korsett ca. einen Monat abgelegt, in der Hoffnung, dass der erzielte Effekt der Schmerzminderung und erreichten Mobilität erhalten bleibt. Jedoch haben die Schmerzen und die Instabilität nach ca. zwei Monaten wieder zugenommen, so- dass ich das Korsett wieder ständig trage. *Ich bin jedoch dankbar, dass es dieses Hilfsmittel gibt,* da ich dadurch wieder ein Stück Lebensqualität zurückerhalten habe. Ich kann wieder an ca. zweistündigen Wanderungen und am gesellschaftlichen Leben auch abends teilnehmen, was ohne das Korsett nicht mehr möglich war. Unterstützen muss ich diese zurückgewonnene Mobilität jedoch weiterhin durch sportliche Betätigungen wie Schwimmen und tägliche Schroth-Therapie mit mindestens einer Ruhephase täglich.

Ich hoffe, dass mehr Patienten mit dem gleichen Krankheitsbild aufgrund meines Erfahrungsberichts die Möglichkeit der Kostenübernahme des »physio-logic brace™« von den Kassen geboten wird.

1.2.9 Skoliosegeschichte Nr. 10 K. A. (16 Jahre)

Mit zwölf Jahren wurde bei mir die Skoliose entdeckt. Zu dieser Zeit waren es nur zwölf Grad im Hauptbogen. Bis zu meinem 13. Lebensjahr wurde mir nur Krankengymnastik verschrieben. In dieser Zeit verschlechterte sich meine Skoliose um 20 Grad. Daraufhin bekam ich ein Korsett. Dieses trug ich regelmäßig 23 Stunden täglich. Trotzdem verschlechterte sich meine Wirbelsäulenverkrümmung um 15 Grad. Von da an trug ich mein Korsett nur sehr selten, und ich machte auch nicht mehr so intensiv Krankengymnastik wie anfangs. Ich hatte einfach die Lust verloren, an meiner Wirbelsäule zu arbeiten, da sich die ganze Mühe ja nicht gelohnt hatte.

Mit 15 Jahren, als ich Schmerzen bekam beim längeren Laufen oder Stehen, fragte ich schließlich meinen Arzt, wo und wie operiert wird. Kurz darauf stellte ich mich im Klinikum vor. Dort wurden dann 60 Grad Verkrümmung im Hauptbogen gemessen. Im Dezember 1997 wurde ich dann stationär aufgenommen. Vor der Operation wurde mir nur beigebracht, wie ich nach der Operation richtig aufstehe und mich richtig hinlege. Ansonsten wurden nur die üblichen Vorbereitungen und Untersuchungen durchgeführt. Am 16. Dezember war es dann so weit. Ich hatte eigentlich keine große Angst, denn die Ärzte hatten mir ausführlich erklärt, was während der Operation und was nach der Operation passiert. Von meinem Orthopäden hatte ich auch erfahren, dass seit 30 Jahren in dieser Klinik das Risiko einer Querschnittslähmung bei fast 0 % liegt.

Bei mir wurden neun Wirbel versteift, d. h., in jeden Wirbel werden zwei Schrauben eingefüllt, die Bandscheiben durch Titankörbchen ersetzt und mit Beckenknochen aufgefüllt. Zuletzt wird ein Stab durch die Schrauben hindurchgezogen. Dieser Stab richtet die Wirbelsäule wieder auf und verhindert, dass die Wirbel wieder in die alte Stellung rutschen.

Als ich nach fünf Tagen Intensivstation zurück auf meine Station kam, musste ich zweimal am Tag mit den Krankengymnasten aufstehen und laufen. Anfangs konnte ich nur fünf Minuten sitzen und laufen. Jedoch konnte ich von Tag zu Tag feststellen, dass es immer besser wurde. (Ich hatte nach meiner Operation kein Korsett und auch keinen Gips.) Als ich nach vier Wochen entlassen wurde, ging ich sofort (anfangs nur stundenweise) in die Schule, um mich schnellstmöglich an den Alltag zu gewöhnen.

Jetzt, zehn Monate danach, ist es, als ob ich nie operiert wurde. Ich bin beweglich, gehe regelmäßig zur Schule, gehe aus und treibe wieder Sport.

Manchmal, wenn ich länger als acht Stunden sitzen muss, habe ich zwar leichte Schmerzen, aber das ist im ersten Jahr nach der Operation normal.

Allen, die sich entschlossen haben oder noch überlegen, kann ich nur raten, sich so schnell wie möglich im Krankenhaus ambulant beraten zu lassen. *Denn jede Skoliose ist verschieden und wird auch anders operiert.* Aber jeder muss wissen, ob er auch die Schmerzen nach der OP in Kauf nimmt. Es ist keine leichte Operation wie z. B. eine Mandeloperation, und man sollte sich vorher sehr gut über die Ärzte, Krankenhäuser und Operationsmöglichkeiten informieren. Man ist als Skoliotiker eben sehr stark von guten Krankengymnasten, Korsettbauern und Ärzten abhängig.

Ich bin vollkommen zufrieden und kann sagen: »*Lieber lasse ich mich noch zehnmal operieren, als je wieder ein Korsett zu tragen. Es hätte nicht sein müssen.*« Auch muss ich noch loswerden, dass es ein tolles Gefühl war, diesen Sommer enge T-Shirts anziehen zu können, ohne daran zu denken, wie ich mein »Paket« am besten verstecke. Ich habe durch meine Operation also auch ein Stück Selbstbewusstsein und »Lebensqualität« zurückgewonnen.

1.2.10 Skoliosegeschichte Nr. 11 L. M. (15 Jahre)

Vor genau fünf Jahren fing dieses Problem bei mir an. Damals war ich zehn Jahre alt und dachte mir zuerst nichts Schlimmes. Doch später sah ich im Spiegel, dass ich nicht gerade stehe, und auch viele Erwachsene und Kinder merkten das. Also wurde uns ein Orthopäde empfohlen. Der Orthopäde erklärte mir, dass ich Skoliose habe. Er riet mir, zweimal wöchentlich zur Krankengymnastik und Massage in eine Praxis zu gehen. Währenddessen erfuhren wir von einer Klink in Aachen. Der Arzt dort hat mich nicht gerade ermutigt und stellte fest, dass ich unbedingt ein Korsett brauche. Daraufhin war ich sehr traurig und gleichzeitig fassungslos. Wir fanden einen Orthopäden, der zwar meinte, dass er sich noch nie mit dem Problem bei Kindern beschäftigt hat, es jedoch versuchen wollte, und mir in Kürze ein Korsett angefertigt hat. Dieses Korsett trug ich ein halbes Jahr.

Dann fand meine Mutter eine Rehabilitationsklinik im Internet. Wir riefen dort sofort an und beantragten eine Kur, die vier Wochen dauern sollte. Diese Kur hat mir sehr geholfen, weil wir sehr viele verschiedene Schroth-Übungen mehrfach am Tag gemacht haben. Zuerst fiel es mir schwer, zu verstehen, wie die Übungen und insbesondere die spezielle Atmung gehen, doch schon in kurzer Zeit habe ich es richtig gelernt. In der Klinik bekam ich ein neues Korsett, weil das alte von dem Orthopäden an falschen Stellen drückte. Natürlich war mir die Enttäuschung ins Gesicht geschrieben. Meine Familie und ich haben es sehr bereut, ein Korsett bei jemandem machen zu lassen, der sich mit der Skoliose bei Kindern nicht auskannte. Doch ich wollte nicht aufgeben, und da ich am Ende der Kur dank der Übungen eine große Verbesserung hatte, wollte ich sie das nächste Jahr wiederholen. Ich wechselte die Praxis und gehe immer noch zu einer Therapeutin, mit der ich die Übungen, die ich bei der Kur gelernt habe, mache. Erfreulicherweise half auch dieses, und obwohl es oft anstrengend war, hat es sehr viel Spaß gemacht.

Zwischendurch sind wir jeden dritten Monat nach XY zur Kontrolle zu Dr. XX gefahren. Es vergingen zwei Jahre, und ich konnte mich über das Korsett kein einziges Mal beschweren. Als wir nach ein paar Monaten wie gewohnt zur Korsettkontrolle erschienen, wurde uns gesagt, dass Dr. XX nicht mehr in der Klinik arbeitet. Zuerst waren wir sauer, zumal wir weder schriftlich noch telefonisch benachrichtigt wurden. Und da wir zuerst nicht wussten, ob und wo Dr. XX arbeitet, blieb uns nichts anderes übrig, als ein neues Korsett in der Klinik anfertigen zu lassen, da das alte zu klein war. Bei den Korsettkontrollen wurde mir immer gesagt, dass die Skoliose sich nicht verschlechtert hatte, sondern gleich geblieben war oder sich sogar gebessert hatte. Daraufhin war ich hoffnungsvoller denn je und trug das Korsett viele Stunden am Tag.

Das neue Korsett trug ich anderthalb Jahre. Erst dann haben wir einen Brief mit der Adresse von Dr. XXs neuer Praxis zugeschickt bekommen. Schon nach ein paar Wochen fuhren wir dahin, und anhand eines Röntgenbildes wurde festgestellt, dass ich eine Verschlechterung von 20 Grad innerhalb von anderthalb Jahren hatte. Zu diesem Zeitpunkt kamen mir die Tränen hoch, und ich hatte ein unbeschreiblich fürchterliches Gefühl, denn mit 75 Grad Verkrümmung war nicht zu spaßen. Dr. XX äußerte, dass das Korsett, welches in der Klinik gemacht wurde, nicht richtig ist, und mir wurde in der Praxis ein neues gemacht. Außerdem war ich bei zwei Therapeuten, die mit mir verschiedene Alltagsaktivitäten durchgingen und mir zeigten, wie ich z. B. in der Schule sitzen sollte. Dies hilft mir ungemein. Mit dem neuen Korsett komme ich viel besser zurecht, und mir fiel es auch nicht schwer, es ein Jahr lang auch in der Schule zu tragen. Insgesamt habe ich mir vorgenommen, das Korsett nicht weniger als 20 Stunden anzuhaben und jeden Tag mindestens eine halbe Stunde lang Schroth-Übungen zu Hause an meiner Sprossenwand zu machen.

Ich hoffe, dass ich mit dem neuen Korsett viel mehr Erfolg haben werde, und wünsche all denen, die das gleiche Problem wie ich haben, auf keinen Fall aufzugeben, um die Skoliose so schnell wie möglich wieder in den Griff zu bekommen!

1.2.11 Gedanken an ein Korsett A. W. (17 Jahre)

So ein Korsett ist eine ganz üble Sache.
Niemand kann erklären, was es bedeutet, ein Korsett tragen zu müssen.
Es ist wie ein Monster, das einen quält und erdrückt, Tag für Tag.
Und es lässt einen nicht in Ruhe.
Es lässt nicht locker.
Oft hab ich das Gefühl, dieses Monster raubt mir mein Leben.
Ich hasse dieses Monster.

Doch denke ich länger nach:
Ich meine, dieses Monster kann doch eigentlich nix dafür, dass es ein Korsett ist.
Vielleicht wollte es gar kein Korsett sein.
Vielleicht drückt es gar nicht gerne.
Aber es muss nun einmal drücken, weil es irgendeiner so bestimmt hat. Vielleicht ist es gar nicht so übel, das Monster.
Vielleicht ist es sogar richtig in Ordnung.
Ein nettes Monster,
ein nettes, kleines Monster, das immer bei einem ist und zu einem hält.

1.3 SKOLIOSE – WAS IST DAS?

1.3.1 Verlauf der unbehandelten idiopathischen Skoliose 43

1.3.2 Verlauf der behandelten idiopathischen Skoliose 44

1.3 SKOLIOSE – WAS IST DAS?

Als Skoliose bezeichnen wir eine Seitverbiegung der Wirbelsäule, welche nicht mehr vollständig aufgerichtet werden kann (Abb. 3.1). Die Beweglichkeit der Wirbelsäule ist meist im betroffenen Abschnitt deutlich verringert, sodass eine Begradigung der Wirbelsäule in der Regel nicht aktiv erreicht werden kann. Mit einer solchen Seitverbiegung ist eine Verdrehung der Wirbelkörper verbunden, welche den Rippenbuckel oder den Lendenwulst erzeugt. Eine Seitverbiegung ohne entsprechende Verdrehung ist keine Skoliose im engeren Sinne.

Skoliosen können vielerlei Ursachen haben. Es gibt Skoliosen aufgrund von Nerven- und Muskelerkrankungen, Stoffwechselstörungen sowie angeborene Skoliosen mit Fehlbildungen von Wirbeln und Rippen.

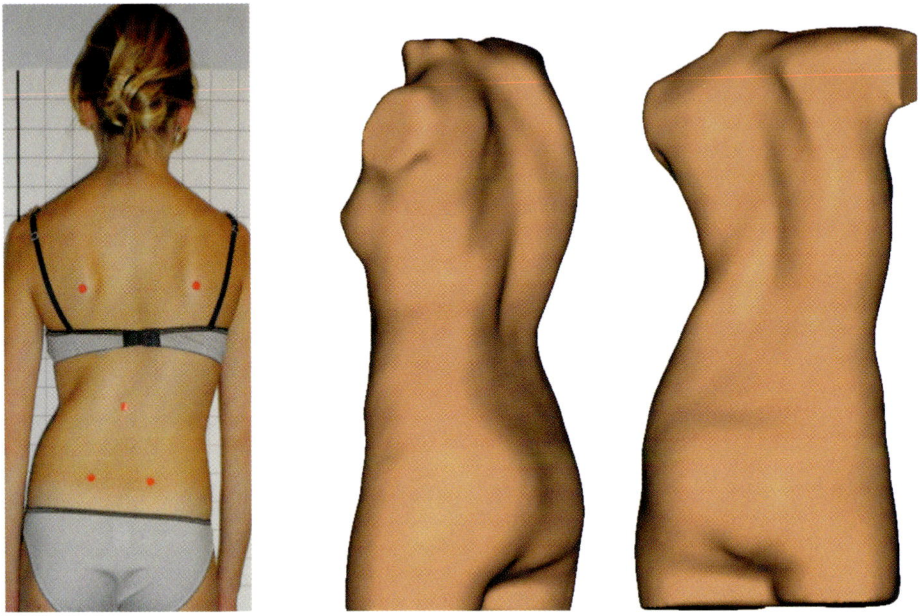

Abb. 3.1 14-jährige Patientin im Wachstum mit Rechtsausbiegung im Brustkorbbereich. Erkennbar ist auch für den Laien die Asymmetrie der Taille wie die Rippenbuckelbildung rechts. Die rechte Schulter steht nach vorne, die linke Schulter steht nach oben und nach hinten. Da diese Deformität nur wenig aufgerichtet werden kann, erfüllt sie die Definition einer Skoliose, welche als teileingesteifte seitliche Wirbelsäulenverbiegung beschrieben wird. Die Patientin auf dem vorliegenden Bild hatte eine Verkrümmung im Brustwirbelsäulenbereich von 42 Grad, gemessen nach Cobb. Rechts daneben sehen wir ein 3-D-Modell einer Rechtsseitausbiegung im Brustkorbbereich mit Rippenbuckel und Flach- bzw. Hohlrücken.

Der größte Teil der behandlungsbedürftigen Skoliosen hat eine immer noch nicht näher bestimmbare Ursache. Zwar gibt es viele Wissenschaftler, welche alle danach trachten, die Ursache der in diesem Fall »idiopathisch« (lat.: »von sich aus entstanden«) genannten Skoliose zu finden. Das letzte Wort in dieser Sache ist auch nach jahrzehntelanger Forschung noch immer nicht gesprochen.

Weil die idiopathische Skoliose den Hauptteil der behandlungsbedürftigen Skoliosen ausmacht, möchte ich mich im Folgenden weitestgehend auf diese Skolioseform beschränken.

Die idiopathische Skoliose, welche im Übrigen mit der sogenannten Säuglingsskoliose nichts zu tun hat, tritt hauptsächlich in Phasen vermehrten Skelettwachstums zutage.

Die etwa zwischen dem ersten und dem zweiten Lebensjahr auftretende Skoliose wird als infantile idiopathische Skoliose bezeichnet. Die Skoliose, welche zwischen dem vierten und sechsten Lebensjahr erstmals zutage tritt, bezeichnen wir als juvenile idiopathische Skoliose. Die spät auftretende Skoliose, welche normalerweise zwischen dem 10. und 14. Lebensjahr auftritt, wird als idiopathische Adoleszentenskoliose bezeichnet.

1.3.1 Verlauf der unbehandelten idiopathischen Skoliose

Je früher eine idiopathische Skoliose auftritt, desto ungünstiger ist der zu erwartende Verlauf. Früh auftretende Skoliosen (early onset scoliosis – EOS) gehen unbehandelt über 120 Grad, während die spät auftretende idiopathische Adoleszentenskoliose die 90-Grad-Grenze praktisch nie überschreitet, weshalb sie schwerwiegende Beeinträchtigungen der Herz-Kreislauf-Funktion nicht erwarten lässt.

Es gibt unterschiedliche Krümmungsformen, welche grob in Brustkorbkrümmungen (Thorakalskoliosen), Lendenkrümmungen (Lumbalskoliosen), Brustkorb-/Lendenkrümmungen (Thorakolumbalskoliosen) oder Doppel-S-Krümmungen eingeteilt werden können. Neben dem Alter, dem Einsetzen von Regelblutung oder Stimmbruch, den knöchernen Reifezeichen, welche der Arzt auf dem Röntgenbild erkennen kann, der Schwere der Krümmung und neben dem Geschlecht gilt die Krümmungsform als einer von sechs Hauptfaktoren, welche abschätzen helfen, ob mit einer Krümmungsverschlechterung zu rechnen ist.

So haben bei Mädchen statistisch gesehen die Brustkorbverkrümmungen mit rechts gelegenem Rippenbuckel eine größere Tendenz fortzuschreiten als Doppelkrümmungen mit rechts gelegenem Rippenbuckel. Des Weiteren kann angenommen werden, dass das Risiko einer Krümmungszunahme bei jüngeren Patienten größer ist als bei schon fast ausgewachsenen. Dies lässt sich damit erklären, dass in Phasen schnelleren Wirbelsäulenwachstums schon keilförmige Wirbelkörper auch weiterhin keilförmig auswachsen, weil sie seitenungleich belastet werden. Wenn kein Wachstum mehr stattfindet, ist eine solch schnelle Verschlechterung nicht mehr möglich.

Nach einem ganz aktuellen Review kann man die Idiopathische Adoleszentenskoliose als relativ gutartig bezeichnen. Dennoch wird diese Art der Skoliose und deren Folgen von Operateuren den Betroffenen gegenüber mitunter sehr dramatisch dargestellt.

1.3.2 Verlauf der behandelten idiopathischen Skoliose

Danielsson und Mitarbeiter (2001) haben die Langzeitergebnisse der Skoliosebehandlung mit Korsett und Operation zusammengetragen. Nach den Studienergebnissen müssen sowohl operierte als auch nicht operierte Skoliosepatienten damit rechnen, unter deutlichen Bewegungsbeeinträchtigungen, unter einer Einschränkung des allgemeinen Gesundheitszustands und unter etwas mehr Schmerzen zu leiden als Menschen ohne Skoliose. Letzteres steht im Gegensatz zu früheren Untersuchungen, nach welchen Skoliosepatienten nicht mit einem vermehrten Schmerzaufkommen zu rechnen haben. Da die Autoren zwischen operierten und nicht operierten Skoliosepatienten hinsichtlich der gesundheitsbezogenen Beeinträchtigungen keine wesentlichen Unterschiede haben finden können, stellt sich die Frage, ob eine Operation zu einer Verbesserung des Gesundheitszustands bei Skoliosepatienten führt.

Im Oswestry Low Back Pain Disability Questionnaire, einem Fragebogen zur Einschätzung der körperlichen und sozialen Einschränkungen bei Rückenschmerzen, zeigten sich deutliche Unterschiede zwischen den untersuchten Skoliosepatienten und einer Kontrollgruppe ohne Skoliose. Beide Untersuchungsgruppen, operierte wie auch nicht operierte Skoliosenpatienten, waren im Gegensatz zur Kontrollgruppe ohne Skoliose von ihrer Funktion her beeinträchtigt.

Operierte wie auch konservativ behandelte Skoliosepatienten hatten Beeinträchtigungen hinsichtlich ihrer sozialen Aktivitäten, und die operierten Patienten konnten vergleichsweise weniger an sportlichen Aktivitäten teilnehmen. Die Gruppe der Operierten gab auch eine verstärkte Angst vor Verletzungen an.

Die im Röntgenbild nachweisbaren Verschleißerscheinungen waren bei behandelten Skoliosepatienten stärker ausgeprägt als in der Kontrollgruppe ohne Skoliose, aber bei operierten und bei konservativ behandelten Skoliosepatienten gleich häufig (Danielsson und Nachemson 2001).

Unterschiede hinsichtlich der Lungenfunktion sind bei operierten und bei konservativ behandelten Patienten mit idiopathischer Adoleszentenskoliose nicht gefunden worden.

Bei der idiopathischen Adoleszentenskoliose haben Betroffene hauptsächlich Befürchtungen wegen ihres Aussehens. Nachdem diese Skolioseform bekanntermaßen keine ernsten gesundheitlichen Folgen hat, mag dies auch nicht weiter verwundern. Wir wissen ferner, dass eine Skolioseoperation keinen günstigen Einfluss auf die Gesundheit der Betroffenen hat und somit aus rein gesundheitlichen Gründen nicht indiziert ist (Hawes 2006). Auch bleiben die kosmetischen Verbesserungen nach einer Operation nicht immer stabil (Hawes 2006; Weiß et al. 2008).

Da ein Rippenbuckel bereits zwölf Monate nach Operation wieder vermehrt in Erscheinung treten kann (Hawes 2006) und die langfristigen Operationsrisiken nicht absehbar sind (Weiß und Goodall 2008), sollte man den weitgehend risikofreien Versuch unternehmen, das Aussehen durch eine geeignete Korsettversorgung zu verbessern. Mit den aktuellsten Versorgungsstrategien sind nämlich ebenfalls bedeutsame kosmetische Verbesserungen zu erzielen (Weiß und Moramarco 2013). Ob diese langfristig stabil bleiben, ist allerdings genau wie bei der Operation nicht bekannt.

Die neueren systematischen Reviews und auch zwei Cochrane Reviews zeigen deutlich, dass es keine wissenschaftlichen Belege für die Skolioseoperation gibt (Bettany und Mitarbeiter 2015, Westrik und Ward 2012, Ward 2015). Die gesundheitsbezogenen Zeichen und Symptome einer Skoliose werden offenbar durch eine Skolioseoperation nicht beeinflusst. Daher sollte in erster Linie die qualitativ hochwertige konservative Behandlung zur Anwendung kommen.

1.4 WAS MUSS GEMESSEN WERDEN?

1.4.1 Röntgen 47

1.4.2 Klinische Messverfahren 50

1.4.3 Oberflächenvermessung (surface topography) 50

1.4 WAS MUSS GEMESSEN WERDEN?

Der betreuende Arzt benötigt bestimmte Messverfahren, um den Verlauf der Wirbelsäulenverkrümmung kontrollieren zu können. Er muss in der Frühphase abschätzen können, ob sich eine bisher nur beobachtungsbedürftige Skoliose derart verschlechtern wird, dass sie behandelt werden muss. Er muss bei einer behandlungsbedürftigen Skoliose unterscheiden können, ob Krankengymnastik ausreicht oder ob eine Korsettversorgung und eine stationäre Rehabilitation erforderlich sind. Er muss bei einer korsettversorgten Skoliose feststellen, ob trotz der Versorgung eine Krümmungszunahme erfolgt. Aus diesem Grunde und auch wegen des nicht sicher vorhersagbaren Verlaufs sind vierteljährliche Kontrollen beim Arzt sinnvoll. In Phasen geringeren Wachstums kann man die Kontrollintervalle jedoch auch verlängern.

Der behandelnde Arzt wendet Messverfahren an, welche zu einem späteren Zeitpunkt einen Vergleich ermöglichen. Was also muss gemessen werden?

1.4.1 Röntgen

Um die Diagnose einer Skoliose zu stellen, braucht der Arzt ein Röntgenbild. Es sollte zur Verlaufskontrolle möglichst eine Wirbelsäulenganzaufnahme im Stehen (Abb. 4.1) angefertigt werden, welche beim ersten Mal von vorne bzw. hinten und von der

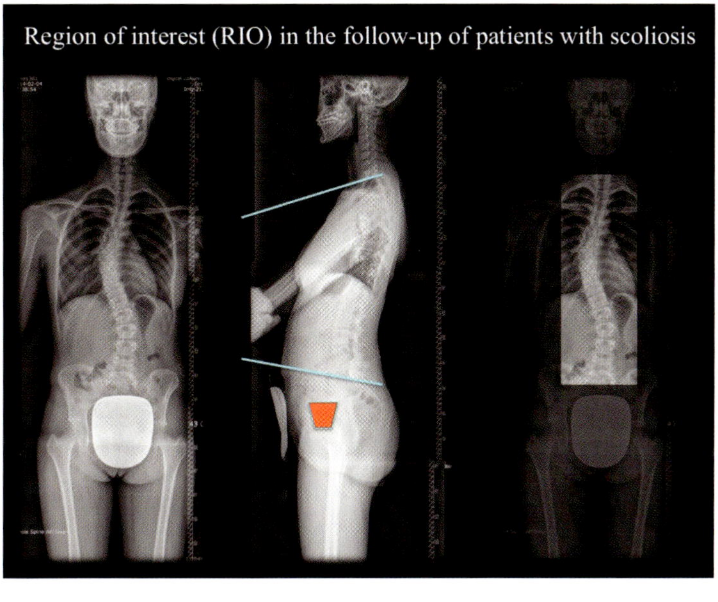

Abb. 4.1 Wirbelsäulenganzaufnahme einer Patientin mit Idiopathischer Skoliose. Unnötigerweise sieht man den Kopf und große Teile des Oberschenkels auf den Bildern. Auch fehlt auf der Seitaufnahme in der Mitte der Strahlenschutz. Rechts ist der Teil des Röntgenbildes markiert, der i. d. R. ausreicht um die Skoliose richtig zu diagnostizieren und den Krümmungswinkel zu messen (ROI = Region Of Interest). Wenn man sich beim Röntgen auf die ROI beschränkt kann man die Strahlenbelastung drastisch reduzieren.

Seite durchgeführt werden sollte. Auf der Aufnahme von vorne kann man den Krümmungswinkel messen und erkennen, ob Rippen- oder Wirbelfehlbildungen vorliegen. Man sichert beispielsweise die Diagnose einer idiopathischen Skoliose oder im Falle vorliegender Wirbel- oder Rippenfehlbildungen die Diagnose einer angeborenen Skoliose ab. Auf der Aufnahme von der Seite erkennt man, ob in dieser Ebene Wirbelfehlbildungen vorliegen oder ob im Bereich der Brustwirbelsäule ein Hohlrücken besteht. Ein solcher Hohlrücken ist für die Prognoseerstellung von Bedeutung.

Röntgenaufnahmen dieser Art und Größe stellen natürlich eine gewisse Strahlenbelastung dar. Dennoch kann man nicht auf sie verzichten. Röntgenaufnahmen sind immer dann erforderlich, wenn nach klinischen Messungen eine Verschlechterung der Skoliose zu erwarten ist, oder auch zur Überprüfung einer Korsettversorgung im Röntgenbild.

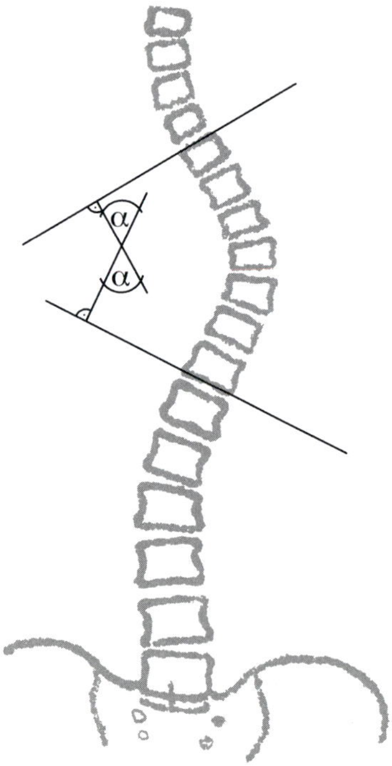

Abb. 4.2 Schematische Darstellung der Konstruktion des Krümmungswinkels. Die Deckplatte des oberen Neutralwirbels, welche in der Regel am meisten gekippt ist, wird ebenso wie die Abschlussplatte des unteren Neutralwirbels mit einer Tangente versehen. Auf diesen Tangenten werden, wie hier links im Bild, die Senkrechten ausgerichtet, welche sich zum Krümmungswinkel nach Cobb schneiden (hier mit α gekennzeichnet).

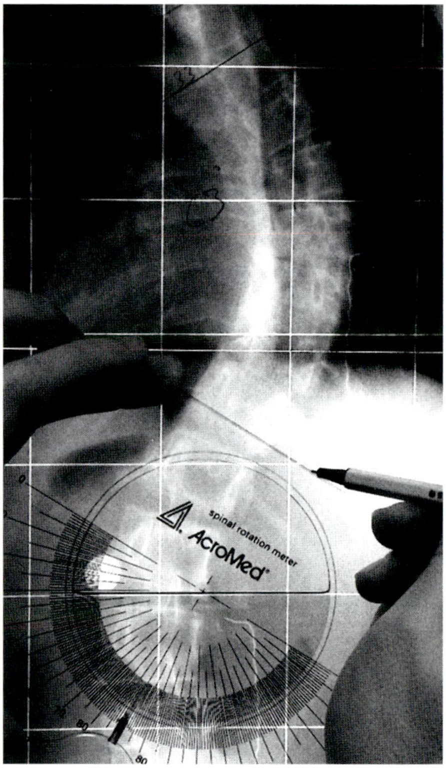

Abb. 4.3 Der Cobb-Winkel kann auch mit einem Hilfsmittel konstruiert werden, welches dem Arzt ermöglicht, die Kippung der Neutralwirbel abzulesen. Heutzutage, im digitalen Zeitalter, wird der Krümmungswinkel am Bildschirm mit einem Messprogramm ermittelt, welches die Bildbearbeitungsprogramme der Röntgensoftware zur Verfügung stellen.

Nach den ersten Aufnahmen zur Diagnosestellung ist jedoch eine Seitaufnahme in der Regel nicht mehr erforderlich. Auch ich fertige zu Behandlungsbeginn nicht regelhaft eine Seitaufnahme an, da das Seitprofil der Wirbelsäule für die konservative Behandlung auch klinisch schon ausreichend beurteilbar ist.

Des Weiteren kann zur Einsparung der Strahlendosis eine sogenannte Low-Dose-Aufnahme mit entsprechender Verkürzung der Belichtungszeit angefertigt werden, sofern es nur um das Ausmessen des Krümmungswinkels geht. Leider bleibt diese Strahlen sparende Aufnahme nur Patienten vorbehalten, welche nicht über allzu ausgeprägte Fettpölsterchen verfügen.

Der Orthopäde misst auf dem Röntgenbild den Krümmungswinkel in der Regel nach Cobb (Abb. 4.2 und 4.3). Dieser Krümmungswinkel wird auch in den Folgeaufnahmen kontrolliert. Die Behandlungsrichtlinien lassen sich von der Größe dieses Winkels ableiten.

Vor wenigen Jahren kam ein neues Stereo-Röntgensystem zur Marktreife. Das sogenannte EOS Imaging System ermöglicht eine strahlensparende dreidimensionale Rekonstruktion der Wirbelsäule und eine automatische und damit objektive Messung der Krümmungswinkel. Es ermöglicht einen Zugang nicht nur zu den ausgewerteten Bildern (Abb. 4.4), sondern auch zu einer automatisierten schriftlichen Befundzusammenstellung (Abb. 4.5).

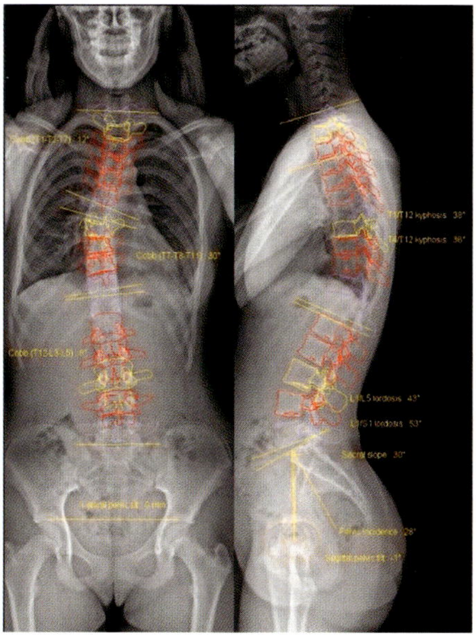

Abb. 4.4 Mit dem EOS System erstellte Röntgenbilder mit der automatisierten Kalkulation der Krümmungswinkel (mit freundlicher Genehmigung von Daniel Comerford, Melbourne).

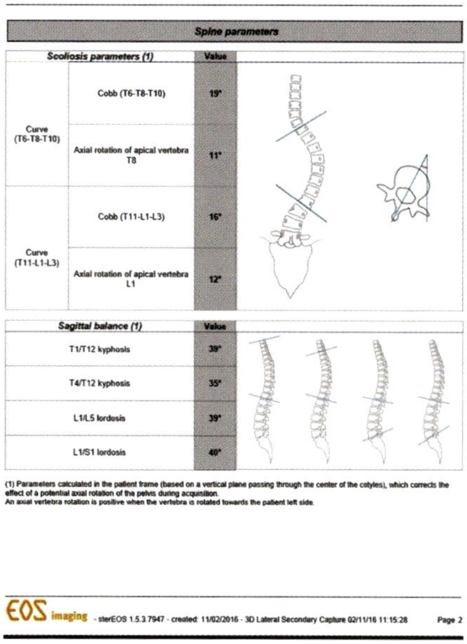

Spine parameters

Scoliosis parameters (1)		Value
Curve (T6-T8-T10)	Cobb (T6-T8-T10)	19°
	Axial rotation of apical vertebra T8	11°
Curve (T11-L1-L3)	Cobb (T11-L1-L3)	16°
	Axial rotation of apical vertebra L1	12°

Sagittal balance (1)	Value
T1/T12 kyphosis	39°
T4/T12 kyphosis	35°
L1/L5 lordosis	39°
L1/S1 lordosis	40°

(1) Parameters calculated in the patient frame (based on a vertical plane passing through the center of the cotyles), which corrects the effect of a potential axial rotation of the pelvis during acquisition.
An axial vertebra rotation is positive when the vertebra is rotated towards the patient left side.

EOS imaging - sterEOS 1.5.3.7947 - created: 11/02/2016 - 3D Lateral Secondary Capture 02/11/16 11:15:28 Page 2

Abb. 4.5 Auszug aus einem EOS Bericht (mit freundlicher Genehmigung von Daniel Comerford, Melbourne).

Die hohen Kosten des Systems haben allerdings bislang eine weite Verbreitung des Systems verhindert.

1.4.2 Klinische Messverfahren

Zu den klinischen Messverfahren zählt die Ermittlung der Körpergröße im Stehen, der Sitzgröße, die Ermittlung des Körpergewichts und die Ermittlung des Atemvolumens, ganz unterschiedliche Messwerte also. In der Praxisroutine werden aber nicht immer alle Messungen durchgeführt.

Für die Praxis sind klinische Messverfahren wichtig, welche einen direkten Vergleich der Krümmungswerte ermöglichen. Das einfachste Verfahren ist die Messung der Rumpfasymmetrie mit dem Skoliometer nach Bunnell (Abb. 4.6). Dieses wurde in den USA entwickelt, hauptsächlich, um für Vorsorgeuntersuchungen in der Schule ein einfaches und preiswertes Messinstrument zur Verfügung zu haben. Aber auch in der orthopädischen Praxis, welche mit Skoliosen zu tun hat, sollte dieses Messgerät nicht fehlen, da man hierdurch bei Kontrolluntersuchungen wichtige Hinweise auf eine eventuelle Krümmungsverschlechterung bekommen kann. Die Skoliometermessung (angle of trunk rotation – ATR) wird im Vorbeugetest mit gestreckten Kniegelenken vorgenommen. Ein eventueller Beckenschiefstand muss vorher ausgeglichen werden. Solche Beinlängenunterschiede können sich bei im Wachstum befindlichen Kindern und Jugendlichen teilweise in vierteljährlichen Abständen verändern und müssen daher bei der Messung berücksichtigt werden.

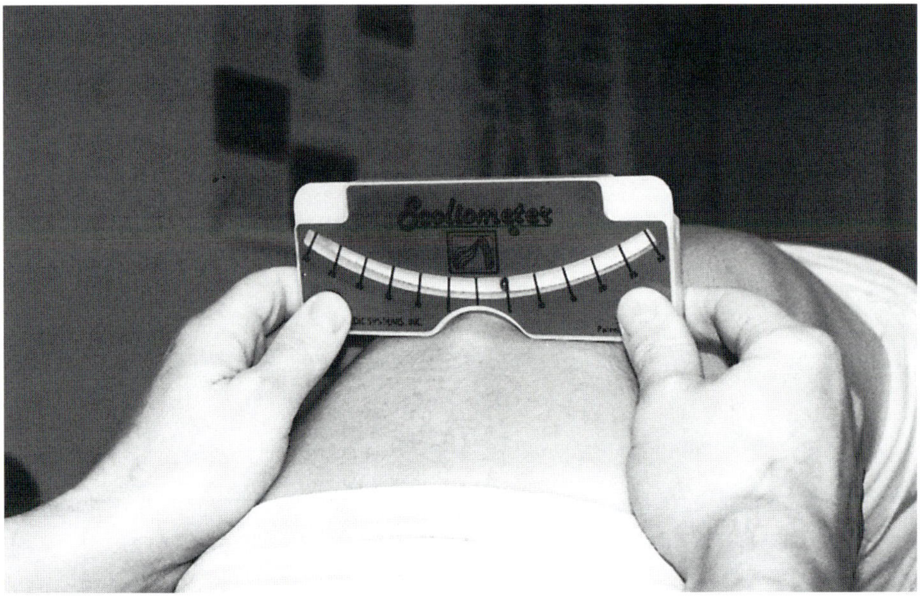

Abb. 4.6 Messung des Lendenwulstes mit dem Skoliometer nach Bunnell im Vorbeugetest

Wenn die Messung mit dem Skoliometer bei jedem Praxisbesuch vom selben Arzt durchgeführt wird, ist sie sehr aussagekräftig und hat nur einen geringen Wiederholungsfehler von etwa 1 bis 1,5 Grad.

1.4.3 Oberflächenvermessung (surface topography)

Da eine Skoliose zunächst durch eine veränderte Rückenform auffällt, ist es denkbar, diese veränderte Rückenform fototechnisch aufzunehmen und nach Möglichkeit mit einem Computer auszuwerten. Oberflächenvermessungssysteme finden mittlerweile immer weitere Verbreitung. Es ist mit einem solchen Vermessungssystem nicht nur möglich, die Rückenform im Computer zu speichern und das Computerbild auszudrucken, sondern auch, automatisch eine Vielzahl von Messdaten zu ermitteln und für einen späteren Vergleich verfügbar zu machen.

Früher wurden Skoliosekinder im Jahr etwa viermal geröngt, was zu einer hohen Strahlenbelastung geführt hat. Mit der Verfügbarkeit der Oberflächenvermessungsverfahren bietet sich nun die Chance, so lange auf eine Röntgenuntersuchung zu verzichten, wie eine Verschlechterung nicht nachgewiesen werden kann. Hierdurch lassen sich Strahlendosen einsparen, in der Hoffnung, das bei Skoliosepatienten nachgewiesenermaßen erhöhte Risiko für strahlungsbedingte Erkrankungen durch die wiederholte Röntgenstrahlenbelastung zu senken.

Für die Verlaufskontrolle von Wirbelsäulenverkrümmungen bieten sich verschiedene Messverfahren an. Aus England kommen das Quantec- und das Isis-System, welche extra für die Verlaufskontrolle von Skoliosen konzipiert worden sind. Da diese Messinstrumente nicht in der Lage sind, die Skoliose ohne das Aufkleben von Markierungspflastern zu berechnen, haben sie eine erhöhte Messungenauigkeit gegenüber vollkommen automatisierten Geräten wie dem Formetric-System, welches in Deutschland entwickelt worden ist.

Das Formetric-System erkennt die Rückenoberfläche automatisch und errechnet aus den ermittelten Koordinaten die Krümmung. Es stellt auch eine große Anzahl an Messdaten automatisch zur Verfügung (Abb. 4.7). Nicht nur die Seitverbiegung der Wirbelsäule kann erfasst werden, sondern auch Rundrücken und Hohlkreuz. (Dies ermöglicht auch Verlaufskontrollen von Haltungsstörungen und Kyphosen.)

Somit ist das Formetric-System genau genug, um zumindest zeitweise an die Stelle von Röntgenaufnahmen zu treten. Für den Fall einer Befundverschlechterung ist allerdings eine Röntgenkontrolle unerlässlich, ebenso wie für die Kontrolle einer Korsettversorgung. Durch die natürlichen Haltungsschwankungen während der Messung sind die Messwerte, die eine Skoliose beschreiben, recht ungenau. Durch technisch bedingte Fehler kann das Messergebnis um 15–20 % verfälscht werden, sodass es für eine vergleichende Analyse sicherlich zu unpräzise ist. Allerdings vermag der Spezialist aus einem Bildvergleich zusätzliche Informationen zu gewinnen.

Die Messergebnisse für Kyphosen (Rundrücken) sind allerdings von ausgezeichneter Vergleichbarkeit.

Somit kann die Wirbelsäulenschwingung in Seitansicht auch ohne Röntgenuntersuchung dokumentiert und analysiert werden. In letzter Zeit gab es vermehrt wissenschaftliche Hinweise darauf, dass das Muster der Wirbelsäulenschwingung in Seitansicht für das Auftreten von chronischen Rückenschmerzen eine große Bedeutung hat. Besonders die Verminderung des Hohlkreuzes scheint mit Rückenschmerz vergesellschaftet zu sein. Daher wird der Oberflächenvermessung auch auf dem Gebiet der Verlaufskontrolle und Behandlung von Schmerzen in Zukunft eine größere Rolle zukommen.

Mittlerweile lässt sich die Wirbelsäule sogar dynamisch auf dem Laufband vermessen. So lassen sich asymmetrische Bewegungsmuster erkennen und korrigieren (siehe Schroth Best Practice Programm™: Weiß und Seibel 2010; Borysov und Borysov 2012; Pugacheva 2012).

Ganz aktuell sind Versuche mit 3-D-Ganzkörperscannern, wie sie zur korsettvorbereitenden Rumpfvermessung eingesetzt werden. Mit diesen Scannern kann man bei

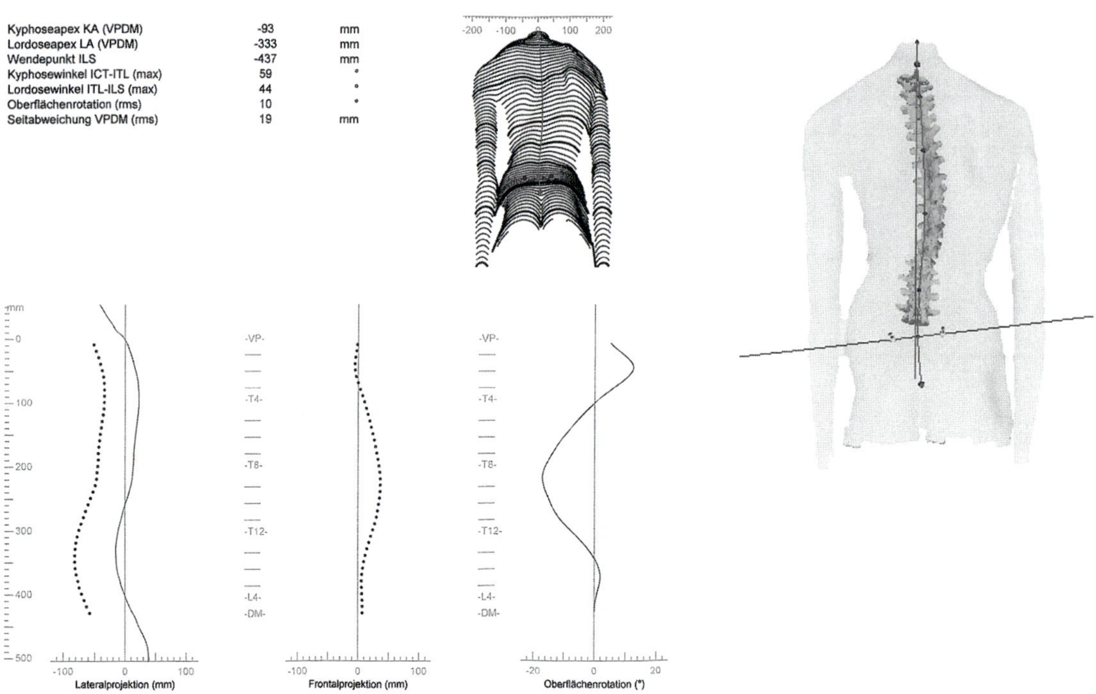

Abb. 4.7 Ausdruck des Deckblatts einer Oberflächenvermessung mit dem Formetric-System. Rechts oben sind die Profillinien erkennbar, welche das Ausmaß der Wirbelsäulenverkrümmung bildlich darstellen. Links findet man eine große Reihe von Messwerten, welche der Verlaufskontrolle dienen.

geeigneten Messwerten ebenfalls eine klinische Verlaufskontrolle durchführen und gleichzeitig die Patientenmaße für die Korsettversorgung erhalten. Durch diese Mehrfachnutzung wird man in Zukunft die Oberflächenvermessung zur Kontrolle des Verlaufs von Wirbelsäulendeformitäten in der Spezialistenpraxis möglicherweise preiswerter auch für Mitglieder der gesetzlichen Krankenversicherungen anbieten können.

Skoliose behandeln

2

2.1 BEHANDLUNG 57

2.2 WELCHE EINSCHRÄNKUNGEN HABE ICH ZU ERWARTEN? 94

2.3 LEITLINIEN: INDIKATION ZUR BEHANDLUNG VON SKOLIOSEN 100

2.4 SCHLUSSWORT 107

2.1 BEHANDLUNG

2.1.1 Die krankengymnastische Behandlung 57

2.1.2 Die Korsettversorgung 61

2.1.3 Operation und Operationsverfahren 84

2.1 BEHANDLUNG

Worin besteht nun die Behandlung der Skoliose, und warum muss eine solche Behandlung überhaupt durchgeführt werden?

Die Behandlung dient bei kleineren Krümmungen in erster Linie dazu, diese nicht größer werden zu lassen, und bei größeren Krümmungen dazu, die Folgen einer Skoliose zu mildern. Durch eine Skolioseoperation sollen Erscheinungsbild und körperliche Funktionalität der Patienten verbessert und weiteren Befundverschlechterungen vorgebeugt werden. Sicherlich können im Einzelfall auch Feldenkrais, Eutonie, Osteopathie, Qi Gong, Yoga oder Akupressur eine nützliche und wohltuende Ergänzung sein. All diese Maßnahmen dürfen jedoch nicht dazu führen, dass die im Folgenden genannten, nachgewiesenermaßen wirksamen Behandlungsstrategien verhindert werden.

2.1.1 Die krankengymnastische Behandlung

Gerade in Deutschland ist die Geschichte der krankengymnastischen Skoliosebehandlung schon recht lang. Schon am Anfang des 19. Jahrhunderts wurden an verschiedenen Stellen in Deutschland Institute eröffnet, welche unter stationären Bedingungen eine Haltungsverbesserung bei den ihnen anvertrauten Patienten zum Ziel hatten. Vor der Wende zum 20. Jahrhundert kamen in Deutschland eine Vielzahl von Apparaten in der Skoliosebehandlung zur Anwendung, welche den Rippenbuckel abflachen oder die Rumpfmuskulatur stärken sollten. Zu Beginn dieses Jahrhunderts wurde die Skoliose unter anderem durch das sogenannte Klapp'sche Kriechen bekämpft, während ab 1921 mit der Einführung der Dreidimensionalen Skoliosebehandlung nach Katharina Schroth erstmals der bislang rein mechanische Behand-

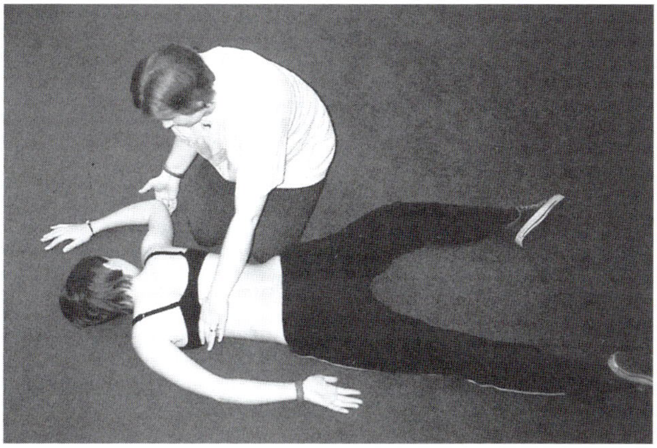

Abb. 5.1 Übung zur Bahnung des sogenannten Reflexkriechens aus dem Übungsprogramm nach Vojta

lungsansatz zugunsten einer mehr ganzheitlich orientierten Behandlung verlassen wurde (Lehnert-Schroth 2000; Weiß 2011). Im letzten Jahrhundert sind mehrere krankengymnastische Verfahren zur Behandlung von Skoliose beschrieben worden, welche heutzutage größtenteils kaum noch gelehrt werden und somit auch kaum noch weitere Verbreitung finden. Wissenschaftlich untersucht sind die Dreidimensionale Skoliosebehandlung nach Katharina Schroth und die entwicklungskinesiologische Behandlung nach Vojta. International ist neben der Dreidimensionalen Skoliosebehandlung nach Katharina Schroth auch das Side-Shift-Programm als spezifische Behandlungsmaßnahme bekannt, neben unspezifischen Behandlungen, wie Yoga, DoboMed und SEAS.

Ist man bei der Behandlung nach Vojta (Abb. 5.1) auf einen Therapeuten angewiesen, so steht bei der Dreidimensionalen Skoliosebehandlung nach Katharina Schroth (Abb. 5.2) die Hilfe zur Selbsthilfe im Vordergrund, und somit empfiehlt sich die Behandlungsmethode nach Vojta eher für Patienten mit kleineren Verbiegungen und im

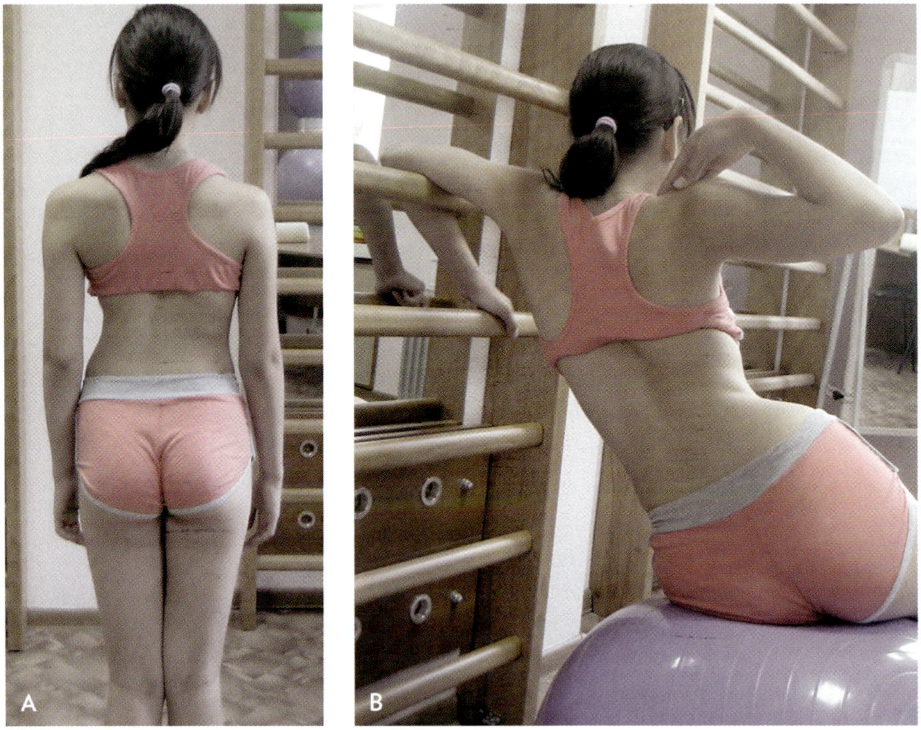

Abb. 5.2 a Skoliosepatientin mit links herausstehender Hüfte und Rechtsausbiegung im Brustkorbbereich in Ruhehaltung.
b Übung aus dem Programm der Dreidimensionalen Skoliosebehandlung nach Katharina Schroth in aktueller Weiterentwicklung (Schroth Best Practice Programm™). Hierbei wird deutlich, wie sich die asymmetrische Taille rebalanciert und sich auch der Rippenbuckel unter Zuhilfenahme der Atmung während der Übung verkleinert. Es wird eine Spiegelung der Krümmung angestrebt.

jüngeren Lebensalter, während die Skoliosebehandlung nach Katharina Schroth nach dem zehnten Lebensjahr und auch für erwachsene Patienten die größere Rolle spielt.

Im Ausland existieren noch weitere, weniger verbreitete Methoden zur krankengymnastischen Skoliosebehandlung. Die Anwendung allgemeiner Behandlungsverfahren, welche nicht speziell auf die Skoliose ausgerichtet sind, verbietet sich jedoch angesichts der mittlerweile gewonnenen Erkenntnisse über die Wirksamkeit der Spezialmethoden wie Schroth Best Practice™ und Side Shift.

Die Wirksamkeit intensiver krankengymnastischer Maßnahmen ist bereits in einigen Studien beschrieben worden. Aus diesen Studien kann geschlossen werden, dass Skoliosen in bestimmten Fällen durch Krankengymnastik korrigiert werden können und dass die Korsettversorgung sich wesentlich durch eine krankengymnastische Behandlung erleichtern lässt.

Neuere Erkenntnisse zur Korrigierbarkeit von Skoliosen lassen den Schluss zu, dass die Seitverbiegung der Wirbelsäule wie auch die Wirbelsäulenrotation durch eine einfache Korrekturbewegung vermindert werden können. Allein durch Verstärkung des Hohlkreuzes auf Höhe des ersten Lendenwirbelkörpers in Verbindung mit einer Verstärkung des Rundrückens im unteren Brustkorbbereich wird eine Verringerung der nach außen sichtbaren Zeichen einer Skoliose möglich (Abb. 5.3). Dementsprechend werden neuerdings vermehrt Übungen zur Verstärkung des Seitprofils (Sagittalprofils) in das Schroth-Konzept integriert. Entsprechende Übungen können an der Sprossenwand und auch im Flur (Abb. 5.4, S. 60) durchgeführt werden.

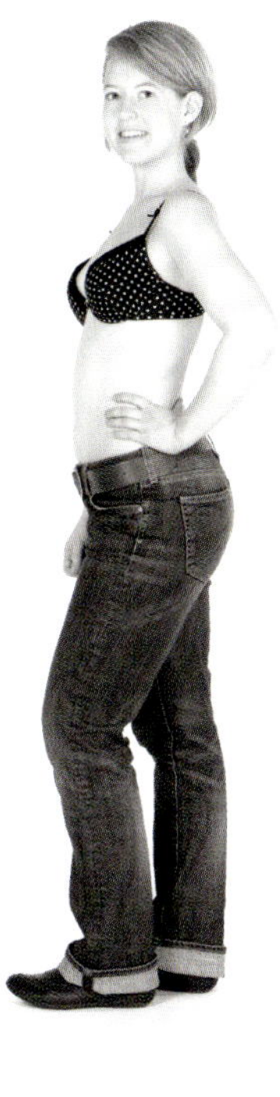

Abb. 5.3 Alltagshaltungen aus dem physio-logic® Programm im Stehen und Sitzen.

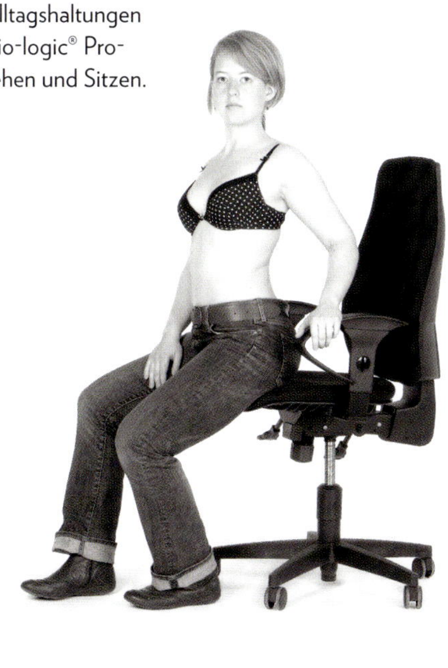

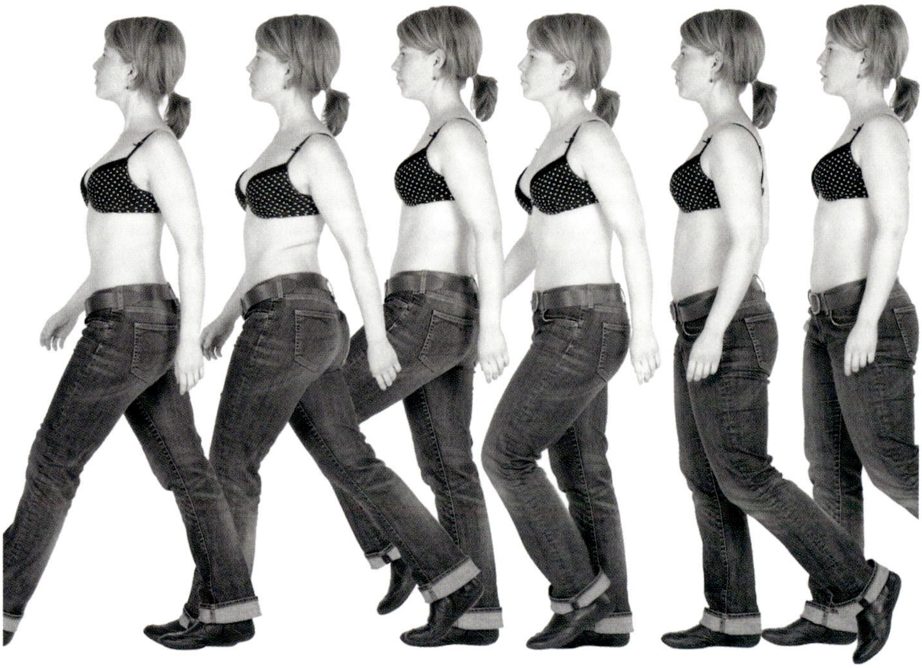

Abb. 5.4 Der sogenannte Catwalk bietet die Möglichkeit einer guten Mobilisation in ein relativ normales Seitprofil, wenn der untere Rippenbogen im Schrittrhythmus nach vorne schwingen kann.

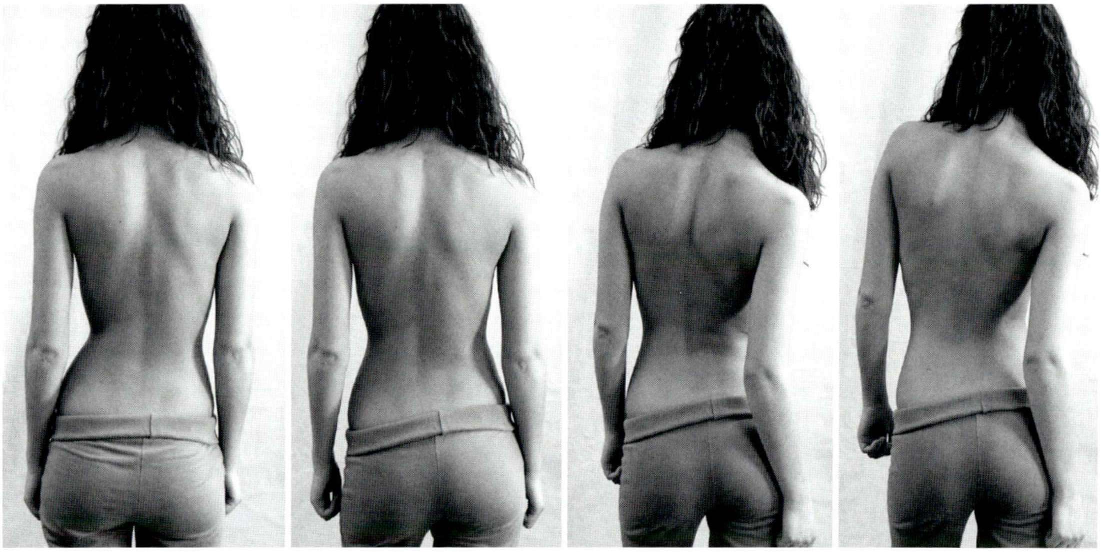

Abb. 5.5 Übungssequenz aus dem Programm »3-D made easy« für eine funktionell dreibogige Skoliose in vier Schritten: **1.** Becken gegenläufig einstellen, **2.** Schultergürtelkorrektur, **3.** Atmen in den linken Brustkorbbereich und **4.** Stabilisieren.

Einfachere Behandlungstechniken sind in letzter Zeit entwickelt worden, wie z. B. »3-D made easy«. Wie auf Abbildung 5.5 für eine funktionell dreibogige Krümmung zu erkennen, wird auch diese neue Behandlungstechnik dem individuellen Krümmungsmuster entsprechend angewendet.

Diese neuen Behandlungsweisen finden auch in den moderneren Rehabilitationskonzepten Anwendung, die mehr und mehr dem Umstand Rechnung tragen müssen, dass die Betroffenen nicht mehr sechs Wochen in der Schule fehlen können, ohne Nachteile zu riskieren.

Es sollte klar sein dass 20 min. Übung am Tag nicht ausreicht um eine Skoliose zu beeinflussen.

Daher setzt man heutzutage auf die Schulung von korrigierenden Alltagsaktivitäten (ADL). Ein Ganztagsmanagement einer Skoliuose wird möglich, wenn die Schulung der Alltagsaktivitäten gelingt.

Allerdings ist die Gruppenbehandlung für Skoliosepatienten besonders günstig, da sich so die Betroffenen mit ihren Problemen nicht alleine fühlen und ein psychisch entlastender Erfahrungsaustausch möglich ist.

2.1.2 Die Korsettversorgung

Die Wirksamkeit einer Korsettversorgung (Abb. 5.6) ist durch eine Vielzahl von Untersuchungen ebenfalls belegt. Die Korsettversorgung ist somit eine effektive, aber auch aufwendige Behandlung, welche sorgfältig geplant und durchgeführt werden

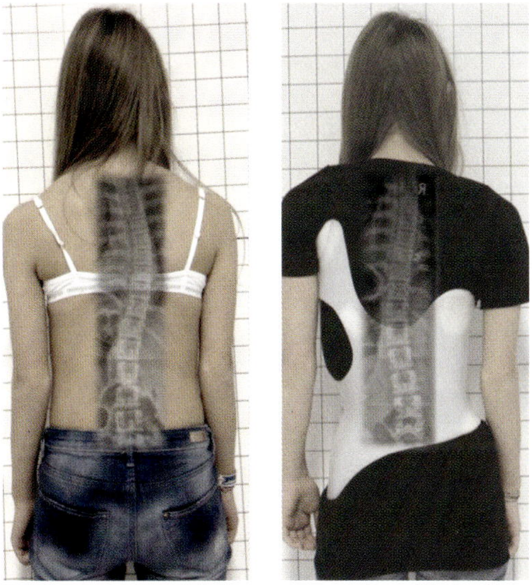

Abb. 5.6 Einbogige Krümmungsmuster können überkorrigiert werden, wenn die Krümmung nicht zu groß und nicht zu steif ist.

muss. Bei der Herstellung von Korsetten ist die Erfahrung des Orthopädietechnikers von entscheidender Bedeutung, bei der Korsettabnahme natürlich die Erfahrung des behandelnden Arztes. Aus diesem Grunde sollte eine solche Behandlung nur einem Behandlungsteam vorbehalten bleiben, welches im Jahr mindestens 50 Skoliosepatienten versorgt. Das Endresultat ist vom Korrektureffekt, aber auch von der Tragezeit abhängig. Für einen guten Korrektureffekt und die Tragbarkeit müssen Mechaniker und Arzt sorgen, für die Tragezeit sind die Patienten selbst verantwortlich.

Eine Korsettversorgung ist dann erforderlich, wenn zu befürchten ist, dass krankengymnastische Maßnahmen allein nicht ausreichend sind. Dies können wir in folgenden Fällen annehmen:

1. Der Krümmungswinkel beträgt vor Auftreten von körperlichen Reifezeichen bereits 20 Grad. Es ist zwar bekannt, dass sich bei 8–10 % der Fälle Wirbelsäulenverbiegungen spontan zurückbilden können. Dies betrifft jedoch nur geringere Krümmungen von unter 20 Grad bei noch nicht ausgereiften Kindern. Ab 20 Grad Krümmung muss man leider annehmen, dass eine Skoliose einen ungünstigen Verlauf nimmt, wenn die Betroffenen in den Hauptwachstumsschub eintreten. Während dieses Lebensabschnitts können sich innerhalb weniger Wochen zum Teil drastische Verschlechterungen einer Wirbelsäulenverbiegung ergeben (mehr als 20 Grad pro Jahr), sodass wachstumlenkende Maßnahmen notwendig werden. Nicht selten kann die Verbiegung in diesem Alter bei noch relativ geringen Krümmungen (20–30 Grad) vollständig korrigiert oder gar überkorrigiert werden, sodass bei regelrechtem Tragen einer gut gebauten Orthese nach Abschulung deutlche Korrekturen oder gar in seltenen Fällen vollständige Krümmungsaufrichtungen möglich sind. Mit anderen Worten: Es besteht manchmal die Chance, den ohne Korsett die Krümmung verstärkenden Wachstumsschub zur Krümmungsaufrichtung zu nutzen (Abb. 5.7). Nach Auftreten der Regelblutung und des Stimmbruchs ist der Gipfel der Wachstumsgeschwindigkeit in der Regel überschritten, sodass dann nicht mehr mit einer dauerhaften Krümmungsaufrichtung gerechnet werden kann.
2. Eine Krümmung von mehr als 20 Grad verschlechtert sich noch nach Auftreten der Reifezeichen um mehr als fünf Grad. Auch dann ist die Skoliose als fortschreitend einzustufen, sodass zur Sicherung der weiteren Wachstumserwartung eine Korsettversorgung indiziert ist.
3. Bis zu einem Jahr nach Auftreten der Regelblutung ist eine Korsettversorgung sinnvoll, wenn der Krümmungswinkel mehr als 30 Grad beträgt. Bei verzögerter Knochenreife und Krümmungen von über 40 Grad ist dies oft auch noch bis zum Abschluss des zweiten Jahres nach Auftreten der Regelblutung sinnvoll.

Bisher wurde angenommen, dass Korsette nur bis zu einem Krümmungswinkel von 40 Grad wirksam sein können. Aber auch jenseits dieser Grenze gibt es günstige Verläufe unter Korsettbehandlung (Abb. 5.8). Vor allem vor dem Hintergrund, dass für die idiopathische Adoleszentenskoliose (Erstbeobachtung im Alter zwischen 10 und 14 Jahren) lediglich eine relative Operationsnotwendigkeit besteht (eigentlich nur bei stärkeren psychischen Problemen wegen der kosmetischen Veränderung), gewinnt die Korsettversorgung auch bei größeren Krümmungen an Bedeutung. Es hat sich gezeigt, dass sowohl bei Patienten mit idiopathischer Adoleszentenskoliose als auch bei spät aufgetretener Skoliose unbekannter Ursache kein erhöhtes Risiko besteht, schwere Herz-Lungen-Probleme zu entwickeln, zumal fast nie ein Krümmungs-

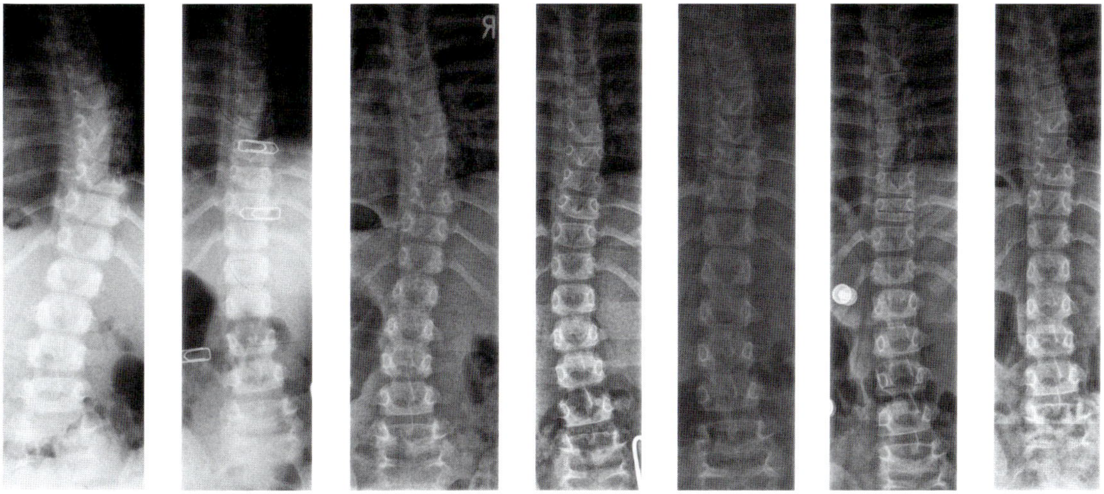

Abb. 5.7 Verlauf einer juvenilen idiopathischen Skoliose (early onset scoliosis) mit einem Krümmungswinkel von mehr als 30 Grad im Alter von sechs Jahren. Es zeigte sich unter kontinuierlicher Korsettversorgung von ca. 16 Stunden täglich mit einem CAD-Chêneau-Korsett eine kontinuierliche Krümmungsreduktion. Mit weit weniger als 20 Grad trat die Patientin in den Pubertätsschub ein und benötigte daher in der Hauptwachstumsphase nur noch eine Tragezeit von zwölf Stunden / Tag.

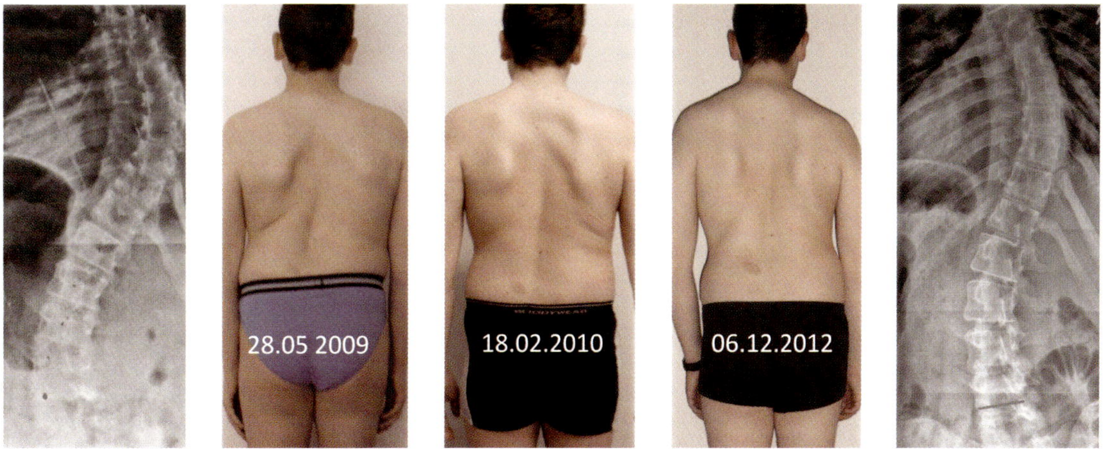

Abb. 5.8 Verlauf einer idiopathischen Adoleszentenskoliose bei einem Jungen mit 56 Grad zu Beginn der Behandlung im Wachstumsalter. Am Ende ist die Krümmung im Röntgenbild verringert, deutlich kompensiert und klinisch kaum mehr zu sehen (aus: Weiß und Moramarco 2013).

ausmaß von 80-90 Grad erreicht wird. Erst jenseits dieser Grenze werden ernste Probleme aufgrund von Lungenfunktionseinschränkungen erwartet. Ferner wird angegeben, dass bei spät aufgetretener Skoliose (Erstauftreten zwischen dem 10. und 14. Lebensjahr) im Vergleich zu einem nicht von der Skoliose betroffenen Kontrollkollektiv im Erwachsenenalter keine wesentlich vermehrte Schmerzanfälligkeit besteht. Aus diesem Grunde ist eine Operation in dieser Gruppe nur dann notwendig, wenn die Wirbelsäulenverkrümmung kosmetisch einen immensen Leidensdruck verursacht.

Die Korsettversorgung von Skoliosepatienten ist eine verantwortungsvolle Aufgabe des spezialisierten Orthopäden und Orthopädietechnikers, die bei sachgerechter Durchführung in der Regel nicht nur eine weitere Rumpfverformung verhindern kann, sondern bei verbliebenem Restwachstum auch deutliche kosmetische Verbesserungen ermöglicht. Solche Verbesserungen sind allerdings nur dann zu erzielen, wenn der dreidimensionalen Rumpfverformung bei einer Skoliose in optimaler Weise Rechnung getragen wird. Es ist möglich, neben der Seitabweichung mit Korsetten der neuesten CAD / CAM-Baureihen (CAD: computer-aided design, CAM: computer-aided manufacturing) auch den störenden Rippenbuckel zu reduzieren (Abb. 5.9 und 5.10).

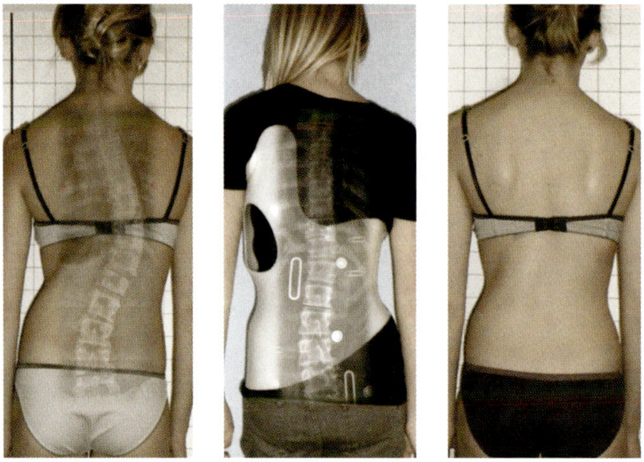

Abb. 5.9 Eine gute Korrektur einer 42-Grad-Krümmung im modernen CAD / CAM-Chêneau-Korsett (Gensingen Datenbank). Rechts: klinisches Ergebnis nach einer Behandlung von mehr als sechs Monaten Dauer.

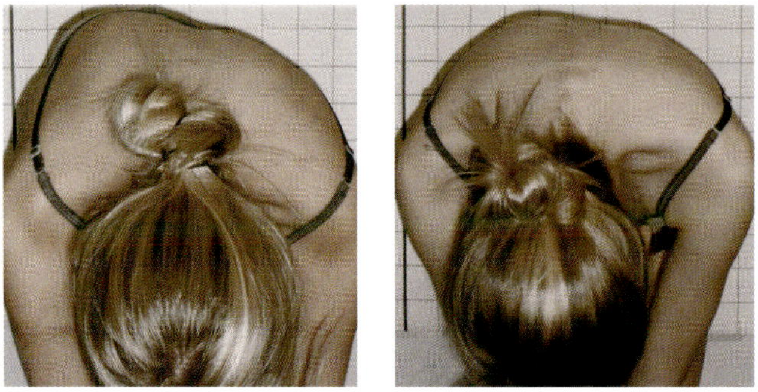

Abb. 5.10 Eine gute Korrektur des Rippenbuckels nach einer Behandlung von mehr als sechs Monaten Dauer im CAD / CAM-Chêneau-Korsett (Gensingen Datenbank)

Viele unterschiedliche Behandlungskonzepte werden heutzutage in der Korsettbehandlung verfolgt, die meisten nur mit geringem bis mäßigem Erfolg. Orthopädietechniker, die in der Korsettversorgung gute Korrektureffekte ermöglichen, gibt es nicht überall.

Behandlungsteams mit überdurchschnittlichen Endergebnissen versuchten bislang, mit ihren Korsetten einen optimalen Korrektureffekt im Röntgenbild zu erzielen und gleichzeitig ihre Patienten so zu schulen, dass diese das Korsett während des Wachstumsschubes möglichst ganztags tragen konnten. Den guten röntgenologischen Ergebnissen standen aber nicht immer kosmetisch günstige Resultate gegenüber! War im Röntgenbild die Krümmung nach Behandlungsabschluss deutlich korrigiert, so war oftmals der Rippenbuckel trotzdem noch sehr gut zu erkennen, bei manchen Korsetten zeigte sich gar ein kosmetisch störender und stocksteifer Flachrücken (Abb. 5.11).

Das Röntgenbild bildet die Wirbelsäule eben nur in einer Ebene ab, während es sich bei der Skoliose ja eigentlich um eine dreidimensionale Deformität mit Seitverbiegung und Verdrehung handelt. Gerade weil das Röntgenbild bei der Bewertung unterschiedlicher Behandlungsstrategien bislang derart im Vordergrund stand, hat auch die nichtoperative Behandlung regelmäßig zu der Bildung eines Flachrückens beitragen können. Aber nicht nur das Boston-Korsett führt regelmäßig zu einer Flachrückenbildung, auch deutsche Behandlungskonzepte, die aus der Chêneau-Korsett-

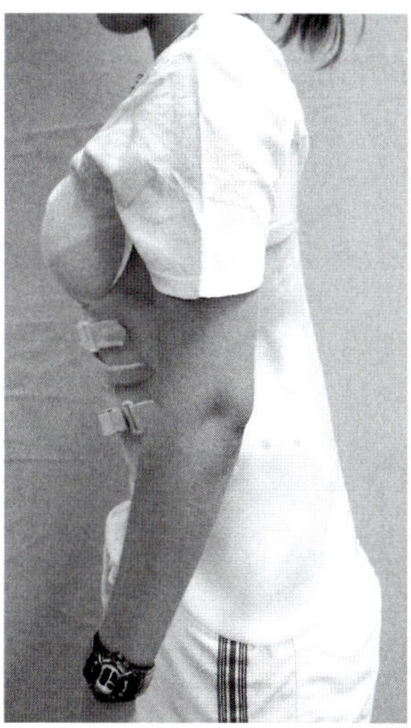

Abb. 5.11 Seitansicht eines Korsetts, das den »Flachrücken« fördert. Die normalen Wirbelsäulenschwingungen werden durch das Korsett verhindert. Es entsteht eine Einsteifung in Steilstellung.

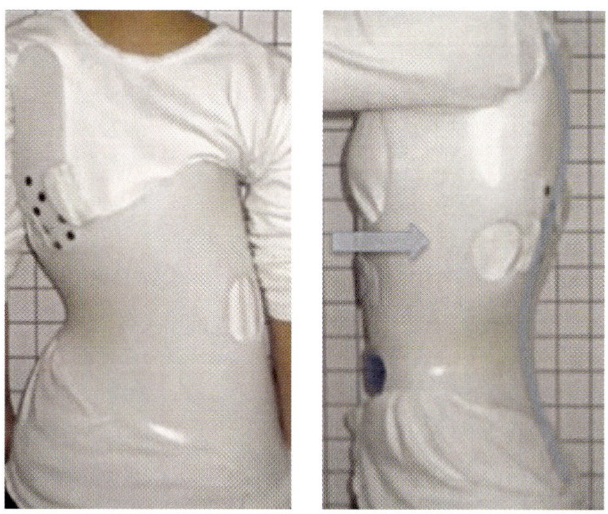

Abb. 5.12 Ein gutes CAD / CAM Korsett (Gensingen brace) in China hergestellt (mit freundlicher Genehmigung Nan Xiaofeng, Xi'an). Die Seitansicht zeigt eine nahezu normale Wirbelsäulenschwingung mit Abrundung im Brustwirbelsäulenbereich und Aushöhlung im Lendenwirbelsäulenbereich.

versorgung abgeleitet worden sind, verursachen diese funktionelle Störung, obwohl die Krümmung im Röntgenbild bei solchen Korsetten mitunter gut korrigiert erscheint.

Da es nicht Ziel der Korsettversorgung sein kann, das Röntgenbild »aufzurichten« und den Patienten mit einem eingesteiften Flachrücken nach Hause zu entlassen, wurde das Original-Chêneau-Korsett weiterentwickelt (Abb. 5.12).

Mittlerweile ist nachgewiesen, dass die besten kosmetischen Ergebnisse erzielt werden, wenn bei guter Tragezeit eine Krümmungskorrektur von mehr als 30 %, zusätzlich aber auch eine deutliche Entdrehung erfolgt. Von der Seite gesehen, haben die auf diese Weise behandelten Patienten nicht nur eine annähernd normale Wirbelsäulenform, sondern auch eine annähernd normale Wirbelsäulenfunktion. Der eingesteifte Flachrücken der oben genannten Behandlungskonzepte (Abb. 5.13 a und b) weicht einer funktionell ausgewogenen Wirbelsäule. Auch das kosmetische Resultat überzeugt (Abb. 5.13 c und d).

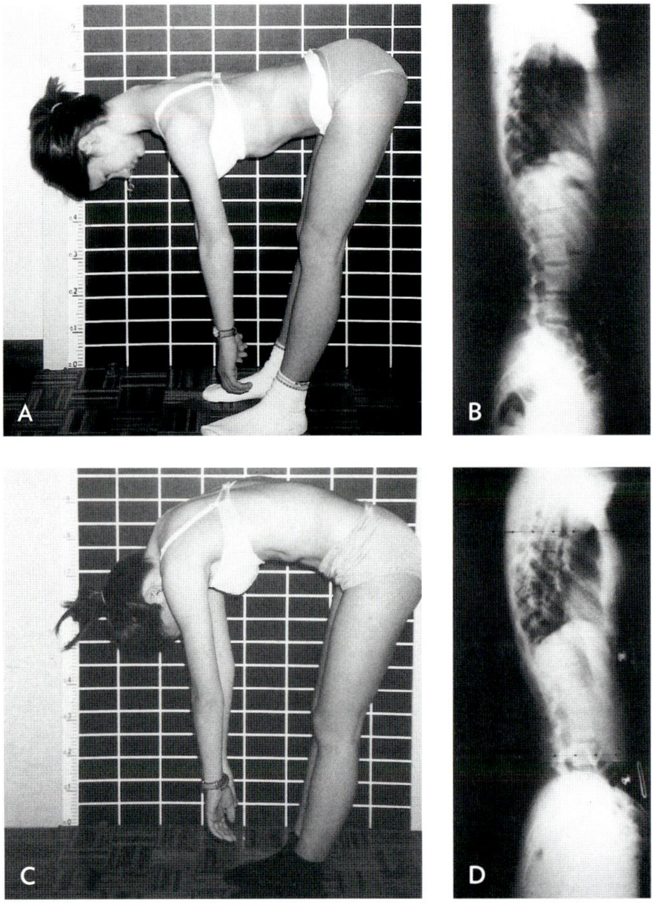

Abb. 5.13 Eingesteifter hochgradiger Flachrücken (a) auch auf dem Röntgenbild (b) zu sehen, durch unsachgemäße Korsettversorgung entstanden. Unten (c und d) nach zwölf-monatiger Versorgung mit einem guten Chêneau-Korsett wieder annähernd normale Verhältnisse in der Seitansicht (aus Weiss, Rigo, Chêneau: Praxis der Chêneau Versorgung. Thieme 2000).

Chêneau selbst hat schon zu Beginn der 1990er-Jahre darauf hingewiesen, dass Skoliosen der Brustwirbelsäule in der Regel mit einem Flachrücken einhergehen und im Korsett entsprechend zu behandeln sind. Daher sind gute Chêneau-Korsette dadurch gekennzeichnet, dass sie die Rückrundung der Brustwirbelsäule wiederherstellen. Dies hat sich folgerichtig auch in den neuen Datenbanken gipsfreier Korsette fortgeschrieben, welche computerunterstützt hergestellt werden. Hingegen wird die Wiederherstellung des durch die Skoliose im Lendenbereich verringerten Hohlkreuzes bei den meisten Chêneau-Abkömmlingen wie auch bei den meisten anderen Korsettformen leider immer noch regelmäßig vernachlässigt. Dabei wissen wir schon seit ca. acht Jahren, dass die Wiederherstellung der Lendenlordose, wie die physiologische Hohlkrümmung in der Fachsprache heißt, eine Seitverbiegung korrigieren kann (van Loon et al. 2008). Erst kürzlich wurden diese Forschungsergebnisse nochmals bestätigt.

Konstruktionsvarianten der Rumpforthesen in der Skoliosetherapie

Die für die Skoliosebehandlung vorgesehenen, nach Gipsabdruck hergestellten korrigierenden Rumpfkorsette variieren hinsichtlich ihrer Qualität und ihrer Wirksamkeit in bedeutsamer Weise. Nach Gipsabdruck hergestellte Korsette tragen meist die Handschrift des herstellenden Technikers. Dieser ist nicht selten auf bestimmte

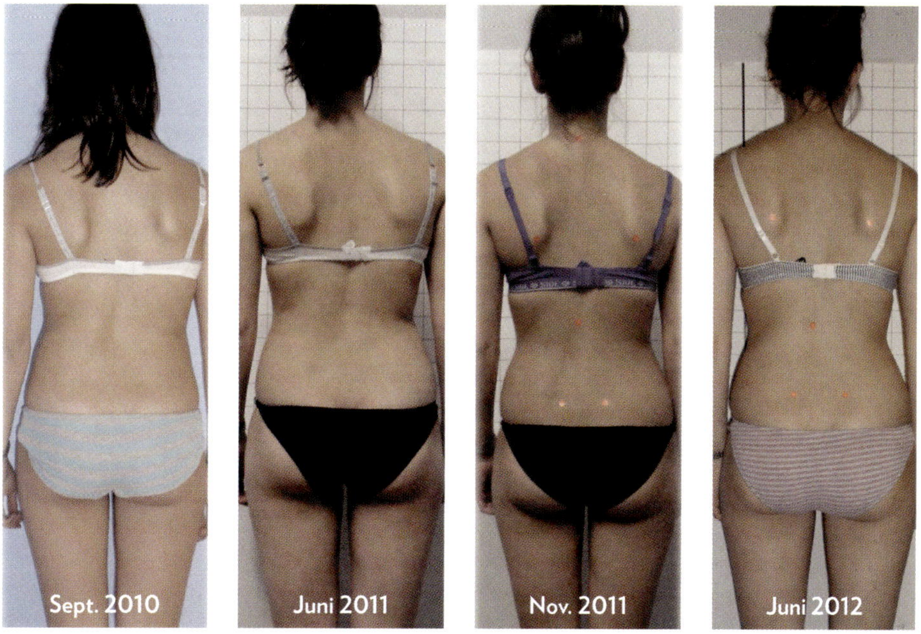

Abb. 5.14 13-jähriges Mädchen mit einer Brustkorbkrümmung von über 50 Grad zu Beginn der Behandlung, versorgt mit einem Gensingen Brace nach Dr. Weiss™ (GBW). Am Ende der Behandlung steht eine gute Balance und eine Rumpfsymmetrie, welche die Skoliose kaum noch erahnen lässt (aus: Weiß und Moramarco 2013).

Krümmungsmuster spezialisiert und somit in der Lage, dort auch ausgezeichnete Korrektureffekte zu erzielen, während Korrekturen bei anderen Krümmungsmustern unterdurchschnittlich ausfallen können. Korsette, die computerunterstützt (CAD) hergestellt werden, können bei Nutzung umfangreicher expertengestützter Korsettdatenbanken bei allen Krümmungsmustern in optimaler Weise eingesetzt werden. Zudem kann eine expertengestützte Qualitätssicherung mögliche Fehlerquellen eindämmen und selbst bei Ausgangswinkeln jenseits der 50-Grad-Grenze kosmetisch bedeutsame Korrekturen ermöglichen (Abb. 5.14).

Bereits seit einigen Jahren sind einige qualitativ recht hochwertige Systeme auf dem Markt, welche eine gipsfreie Korsettversorgung auf hohem Niveau möglich machen.

Während die meisten Korsettvarianten auch heute noch die Wiederherstellung einer physiologischen oder natürlichen Lendenlordose zum Teil oder auch vollständig vernachlässigen, führte schon das heute nicht mehr verfügbare Chêneau-Light-Korsett (Abb. 15 Mitte) wie auch das Gensingen Brace nach Dr. Weiss™ (GBW) zu einer ausgeprägten Korrektur der bei idiopathischer Skoliose regelmäßig reduzierten Lendenlordose.

Da die Korrektureffekte bei dem weltweit verbreiteten BostonBrace vergleichsweise gering sind, kann wohl das Chêneau-Korsett in seiner aktualisierten Form und mit den nunmehr möglichen Konstruktionsvarianten als der Goldstandard in der Versorgung von Skoliosepatienten angesehen werden (Abb. 5.6 und 5.16).

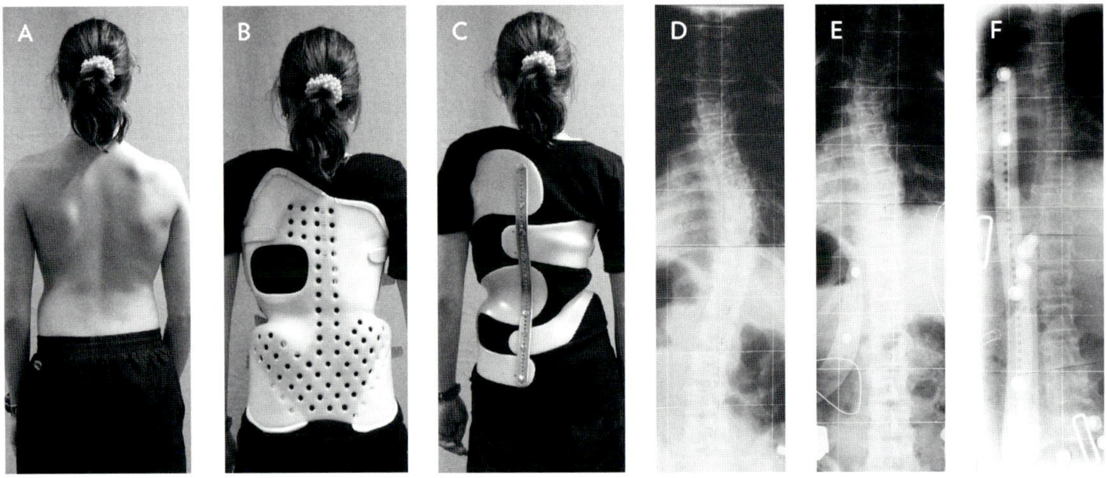

Abb. 5.15 13-Jährige mit idiopathischer Adoleszentenskoliose vom thorakalen Typ und 39 Grad nach Cobb. Im Kyphoskoliosekorsett (b, e) hochthorakal 22 Grad, thorakal 12 Grad, lumbal 5 Grad; im Chêneau-Light-Korsett (c, f) hochthorakal 22 Grad, thorakal 8 Grad und lumbal 11 Grad. Lumbal wurde die Korrektur absichtlich abgeschwächt, um das Erscheinungsbild nach Korsettbehandlung besser zu kompensieren. Das Korsett auf Abbildung b verursachte starke Schmerzen, welche nach Umbildung des Korsetts (c) verschwanden.

Das Boston Brace wie auch alle anderen Korsettvarianten mit Bauchpresse führt außerdem zu einer Verstärkung des Flachrückens, und gerade dies muss nach Möglichkeit vermieden werden, wenn man weiß, dass der damit verbundene Verlust der physiologischen Hohlkrümmung chronische Rückenschmerzen im Erwachsenenalter begünstigt (Glassman et al. 2005).

Mittlerweile hat sich nicht nur gezeigt, dass auch Skoliosen höherer Gradzahl mit den aktuellen Chêneau-Korsetten gut korrigiert werden können (Abb. 5.17), sondern auch, dass durch eine gelungene Korsettversorgung mitunter auch kosmetische Verbesserungen möglich sind, wie sie sonst nur durch eine Operation erreicht werden (Weiß et al. 2008). Allerdings werden Korsettversorgungen bei höhergradigen Krümmungen nur dann einigermaßen schmerzfrei gelingen, wenn die nötigen Korrekturen des Seitprofils, die konsequente Korrektur des Flachrückens also, berücksichtigt worden sind. Es gibt mittlerweile eine Vielzahl von Belegen dafür, dass stark schmerzende Korsette ohne Korrekturverluste auf nicht schmerzende Korsette mit guter Korrektur des Seitprofils umgestellt werden können (Abb. 5.15).

Korrektureffekt im Korsett

Der Korrektureffekt im Korsett, bislang immer in Prozent des Ausgangswertes angegeben, bestimmt in gewissen Grenzen das Endresultat. Doch was nützt ein ausgezeichnetes Röntgenbild, wenn ein eingesteifter Flachrücken entsteht, der Funktionsverluste und Schmerzen zur Folge hat? Die Frage ist ferner bei eingesteiften Krümmungen:

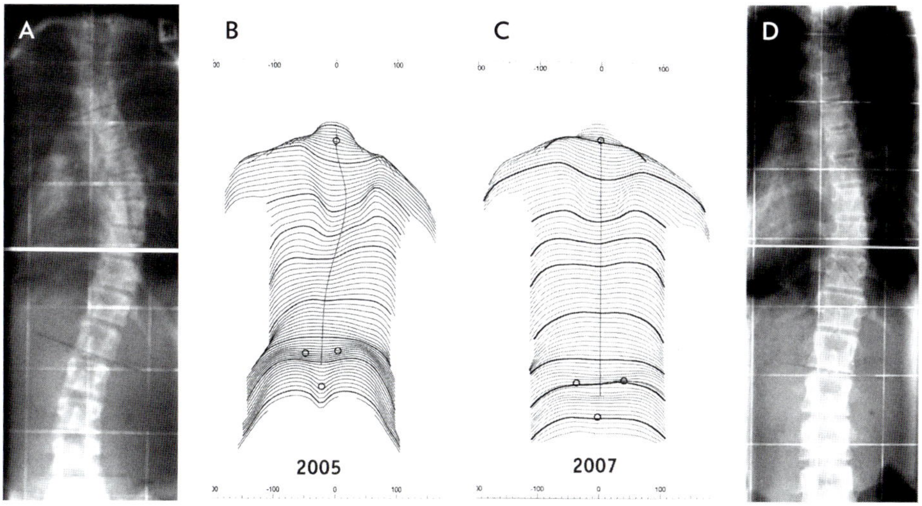

Abb. 5.16 Elfjährige mit idiopathischer Skoliose im Verlauf der Behandlung während des Hauptwachstumsschubs. Die Oberflächenvermessung und das Röntgenbild können verglichen werden. Nach zweijähriger Behandlung (c und d) erscheint der Rumpf des Mädchens bereits relativ symmetrisch, und die Krümmung hat sich von 38 Grad Cobb (links) auf 19 Grad (rechts) verbessert.

Lohnt es sich, das Korsett zu tragen, wenn der Korrektureffekt gering ist? Wie kann man bei größeren Krümmungen den prozentualen Korrektureffekt bewerten?

Prinzipiell ist der Korrektureffekt von großer Bedeutung. Nach Landauer (Landauer et al. 2003) kann ab 40 % Primärkorrektur mit einer bleibenden Verbesserung gerechnet werden (minus 7 Grad). Daher sollte man stets bestrebt sein, diese prozentuale Korrektur zu übertreffen, damit man sicher sein kann, dass sich die Korsettbehandlung auch lohnt. Naturgemäß sind allerdings nicht alle Krümmungen gleich korrigierbar. Dies hängt von Krümmungsmuster, Krümmungsstärke und individueller Einsteifung ab. Wir erleben bei 38 Grad manchmal eine Überkorrektur auf minus 14 Grad (wie bei der Patientin auf Abb. 5.16), andererseits auch eine Korrektur von 40 Grad auf lediglich 38 Grad, obwohl die Konstruktion des Korsetts nach heutigem Wissensstand als weit überdurchschnittlich angesehen werden muss.

Der durchschnittliche Korrektureffekt kann sich allerdings bei steiferen Krümmungen auch nachträglich noch deutlich verbessern. Dementsprechend ist ein gut konstruiertes und angepasstes Korsett meist auch bei geringem Korrektureffekt wirksam und hält i. d. R. zumindest die Krümmungszunahme auf. Krümmungen jenseits der 60-Grad-Grenze lassen sich nur noch selten um 50 % korrigieren. Da bei größeren Krümmungen auch Korrekturen von weniger als 40 % in Einzelfällen zu endgültigen Krümmungskorrekturen geführt haben (Weiß 2007) (Abb. 5.17), ist die Überlegung sicherlich zu rechtfertigen, ob nicht die absolut erreichte Korrektur, in Winkelgraden ausgedrückt, besser zu einer Prognosestellung geeignet ist als eine prozentuale Korrektur. Nach unseren Erfahrungen sollte bei Krümmungen jenseits der 50-Grad-Gren-

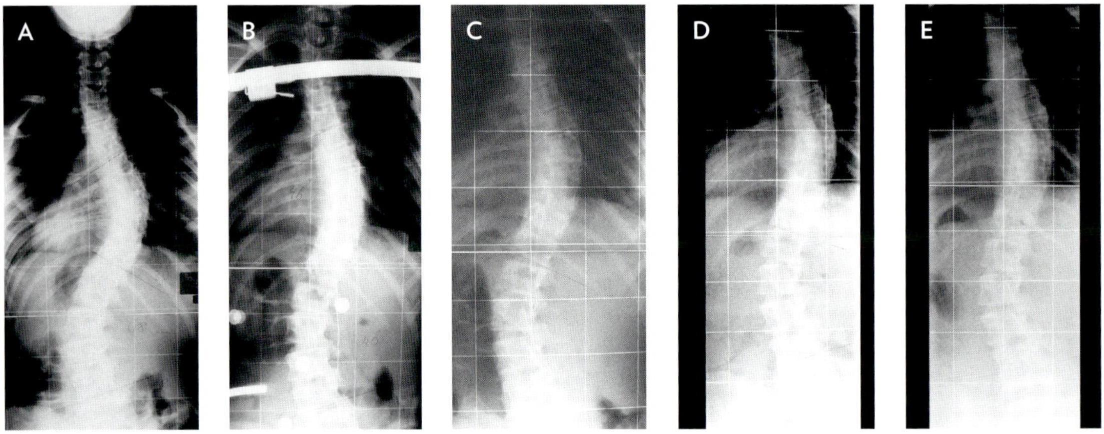

Abb. 5.17 13-jähriges Mädchen mit Progredienz auf 62 Grad thorakal bei qualitativ unzureichender Erstversorgung im Dezember 1995 (a). Korrektur im neuen, nach Gipsabdruck gebauten Chêneau-Korsett auf 46 Grad im Januar 1996 (b); 47 Grad / 40 Grad im Februar 1998 (c); 45 Grad / 40 Grad im April 2001 nach Abschulung (d) und 41 Grad / 37 Grad im November 2002, 20 Monate nach Korsettabschulung (e). Der Befund ist auch 2007, sechs Jahre nach Abschulung, stabil, und die Patientin hat als Frisörmeisterin ein eigenes Geschäft übernommen. Kosmetisch fühlt sie sich nicht beeinträchtigt. (Weiss 2007)

ze ein Korrektureffekt von mindestens 15 Grad erreicht werden, um die Progression aufzuhalten. Ab 20 Grad Korrektur haben wir auch bei Krümmungen über 50 Grad bleibende Effekte erreicht.

Innerhalb der Korsettbehandlung müssen Probleme gelöst werden, welche nicht immer Bestandteil der normalen, orthopädischen oder auch orthopädietechnischen Ausbildung sind.

Da die behandlungsbedürftige Skoliose in der orthopädischen Praxis ohnehin eine Seltenheit ist, sollte das konservative Skoliosemanagement Behandlungsteams vorbehalten bleiben, welche über eine entsprechende Erfahrung, über eine entsprechende Patientenzahl und über eine entsprechende Weiterbildung in diesem Bereich verfügen.

Korrektur im Röntgenbild / kosmetische Korrektur

Der Korrektureffekt im Korsett und die Mitwirkung der Betroffenen sind zwei entscheidende Parameter für den Behandlungserfolg. Solange wir den Behandlungserfolg auf dem Röntgenbild messen und den Cobb-Winkel als Erfolgsparameter zugrunde legen, bekommen wir allerdings nur ein unzureichendes Bild vom gesamten Behandlungsergebnis. Zwar ist der Cobb-Winkel ein wichtiger Messparameter, er gibt jedoch über die dreidimensionalen Veränderungen und über eventuelle kosmetische Verbesserungen keine Auskunft.

Aus der Studie von Appelgren und Willner (1990) ist bekannt, dass viele Korsette den mit einer Brustkorbskoliose in der Regel einhergehenden Flachrücken eher verstärken und dadurch den Patienten der Gefahr mechanischer Funktionsstörungen aussetzen, die unter Umständen auch zu Beschwerden führen können.

Bei den aktuellen mustergenauen Korsettvarianten ist neben der Korrektur der Seitverbiegung die Wiederherstellung der normalen Wirbelsäulenschwingung des Seitprofils das zentrale Anliegen. Ausgangspunkt der Modelliertechnik ist die Vorstellung, dass es möglich sein muss, die kyphotische (nach außen runde) Komponente im Brustkorbbereich und die lordotische (nach außen hohle) Komponente im Lendenbereich wiederherzustellen. Diese Form muss durch das Korsett vorgegeben werden. Durch geschickte Druckverteilung, welche eine Ausweitung des Brustkorbs nur noch in die Kyphosierung (Rückenrundung) zulässt, kann es gelingen, das seitliche Profil wiederherzustellen, ohne andere kosmetische Defekte im Brustkorbbereich zu setzen.

Eine Rekyphosierung der Brustwirbelsäule wird durch ein gutes Korsett nachgewiesenermaßen ermöglicht. Bei einer Seitverbiegung im Lendenbereich (Lendenskoliose / Lumbalskoliose) ist auch die Wiederherstellung der Lendenlordose (physiologische Hohlkrümmung) in gleicher Weise zu berücksichtigen, ist diese doch bei Lendenskoliosen üblicherweise verringert.

Nach den neuesten Erkenntnissen wirkt sich eine Korrektur des bei Skoliose abgeflachten Seitprofils auch positiv auf die Seitverbiegung und die Rotation der Wirbelsäule aus. Niedergeschlagen hat sich dieses Behandlungsprinzip im sogenannten Physio-logic® Brace, das Skoliosen der Lendenwirbelsäule korrigieren kann (Abb. 5.18 a und b). Dieses Korsett kann angewendet werden, wenn eine »normale« Korsettversorgung wegen einer Begleiterkrankung oder eines Mangels an Mitarbeitswillen der Patienten nicht möglich ist. Langzeitergebnisse von Patienten im Hauptwachstumsschub liegen noch nicht vor, weshalb dieses Korsett nur bei den oben angeführten Einschränkungen zu empfehlen ist. Bei erwachsenen Skoliosepatienten mit Schmerzbeschwerden jedoch hat sich dieses Korsett mittelfristig bereits bewährt (Abb. 5.19 a und b). Die Korsettwirkung kann vor Versorgung durch einen Bewegungstest simuliert werden, um herauszufinden, ob das Behandlungsprinzip für den untersuchten Fall wirksam sein kann (Weiß 2005).

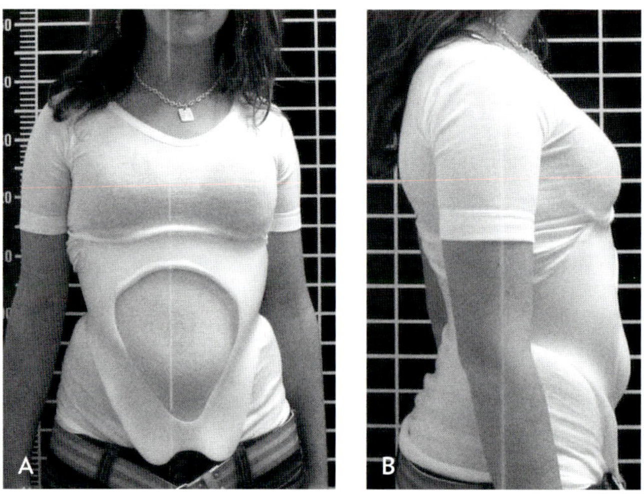

Abb. 5.18 Das sogenannte Physio-logic® Brace, Ansicht von vorne und von der Seite

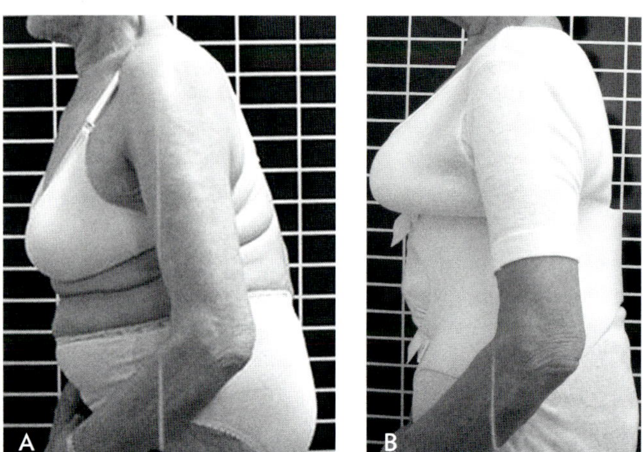

Abb. 5.19 Ein sogenanntes Physio-logic® Brace der ersten Generation in der Schmerzbehandlung bei einer Patientin mit hochgradiger Thorakolumbalskoliose und chronifiziertem Kreuzschmerz. Deutlich sichtbar ist der aufrichtende Effekt.

Psychologische Probleme im Zusammenhang mit der Korsettversorgung

Das Tragen eines Korsetts im Hauptwachstumsschub für täglich 23 Stunden führt zu deutlichen Beeinträchtigungen der Lebensqualität. Daher gibt es auch nur wenige Patienten, die ihr Korsett gerne tragen. Wenn die Betroffenen durch Beratungen mit widersprüchlichen Aussagen verunsichert werden, mag es nicht verwundern, dass sie die so wichtige Mitarbeit verweigern. Die versorgten Mädchen schämen sich häufig, das Korsett zu zeigen, und kommen dann leider nur noch auf eine im Hauptwachstumsschub nicht ausreichende Tragezeit von maximal 16 Stunden.

Mit Verständnis und Empathie ist es jedoch meist möglich, die Tragedauer zu verbessern, vor allem wenn es auch den Eltern gelingt, die eigenen Gefühle zu bearbeiten und das Thema für sich selbst zu entdramatisieren. Die Eltern der Betroffenen sind oft sehr verunsichert. Ferner haben sie häufig Schuldgefühle (»Wie konnte es überhaupt dazu kommen?«), sodass sie »schleunigst« nach dem »besten Weg« für ihre Kinder suchen. Es wird allerorten nachgefragt, das Internet bemüht, mit der Folge weiterer Verunsicherungen auch durch »berufene« Amateure, meist selbst Betroffene, die in ihrer neu erworbenen Funktion eine dankbare Aufgabe gefunden zu haben glauben. Dies führt leider dazu, dass ein gutes Korsett manchmal durch ein neues ersetzt wird und dass eine gute Beratung nach einer nicht sachgemäßen »zweiten Meinung« nicht mehr durchdringt.

Der psychische Stress, unter dem Kinder und ihre Eltern stehen, wenn sie wichtige Entscheidungen treffen müssen, lässt sich kaum ohne psychologische Hilfe bearbeiten. In den wenigsten Fällen sind die Ängste und Selbstvorwürfe gerechtfertigt, auf keinen Fall sind die genannten Gefühle eine gute Entscheidungsgrundlage, und sie verhindern nicht selten den bestmöglichen Behandlungserfolg.

Es ist klar, dass die Korsettversorgung die Lebensqualität der Betroffenen beeinträchtigt, daher sind die Fachleute gefragt, nicht nur nach dem neuesten Kenntnisstand zu verfahren, sondern die Korsettversorgung so lange weiterzuentwickeln, bis der Beeinträchtigung der Lebensqualität ein sicherer Behandlungserfolg gegenübersteht, der Operationen verhindert und zudem alle behandelten Patienten zufriedenstellt.

Die Korsettanschulung

Wenn nach der Erstanprobe die ersten Veränderungen zur Verbesserung des Tragekomforts durchgeführt worden sind, soll das Korsett im Hauptwachstumsschub sofort möglichst vollzeitig getragen werden. In den meisten Fällen genügt es, zur Druckentlastung einfach die Schnallen des Korsetts 15–20 Minuten zu öffnen und anschließend wieder fest anzuziehen. Durch die Ruhephasen kann sich die Haut wieder erholen, und der Körper verträgt so oftmals schon am ersten Tag eine ununterbrochene Tragedauer von mehr als 20 Stunden. Nach etwa einer Woche Tragezeit kann dann das Korsett in der Regel 23 Stunden ununterbrochen getragen werden. Sollten sich jedoch bei vollzeitiger Anschulung Schlafstörungen ergeben, so empfehle ich, drei Tage zu warten, ehe ein erneuter Versuch des Nachttragens unternommen wird. Ansonsten kann sich der Schlafverlust zermürbend auswirken.

Beschwerden während der Anschulungsphase sollten ernst genommen werden. Es ist hierbei äußerst wichtig, die Problemzonen zu erkennen und zu beseitigen, sodass am Ende der Korsettanschulung nur noch der Druck an den notwendigen Druckpunkten verspürt wird.

Liegt die Druckpelotte der Haut im Bereich der Hauptdruckzonen großflächig an, so wird ein guter Korrektureffekt mit einem Minimum an körperlicher Beeinträchtigung erreicht. Schmerzen treten dann auf, wenn gegenüber den Druckzonen keine Freiräume im Korsett vorgesehen sind. Ohne diese Freiräume kommt es zu einem Zusammenquetschen des Rumpfes, was in der Regel nicht vertragen wird. *Nicht die Verringerung des Drucks (und damit eine Verschlechterung des Korrektureffekts) ist die Lösung des Problems, sondern das Schaffen von Freiräumen!* Leider trägt das Korsett durch diese Freiräume etwas mehr auf, ist jedoch gerade dadurch am wirkungsvollsten. Bestehen auch nach sicherem Beseitigen aller Mängel am Korsett noch Schmerzen, ist nochmals eine eingehende Untersuchung des Patienten erforderlich. In Einzelfällen kann eine Rippenblockierung dazu führen, dass das Korsett nicht toleriert wird. In einem solchen Fall sollte zunächst durch Physiotherapie, manuelle Therapie oder auch Chirotherapie versucht werden, die schmerzhafte Bewegungsstörung zu beseitigen. Bei einer Rippenwirbelgelenksentzündung kommen auch Medikamente und Massagen, Bäder, Elektrotherapie oder Ruhe in Betracht.

Zur Anschulung gehört auch eine gründliche Aufklärung und die Beantwortung aller Fragen. Vielfach kommen die Patienten ja mit ihren Eltern zur Beratung. Wenn im Verlauf des Gesprächs und der Untersuchung der Eindruck entsteht, dass die Eltern dazu neigen, gefühlsbetont zu reagieren, ist es für den behandelnden Arzt ratsam, zunächst einmal mit den Eltern alleine zu sprechen und die Problemstellung ruhig und sachlich darzustellen. In manchen Fällen führen gefühlsbetonte Äußerungen der Eltern dazu, dass das Kind die notwendige Korsettversorgung ablehnt oder als etwas Schlimmes empfindet. Andererseits sollte sich der behandelnde Arzt nicht allzu sehr in den Vordergrund drängen, sondern das Kind oder den Jugendlichen die Entscheidung möglichst eigenverantwortlich treffen lassen. Durch Verständnis und umfassende Informationen gelingt es selbst bei Kindern unter zehn Jahren meist relativ leicht, diese Eigenverantwortung zu wecken und somit zu einem günstigen Verlauf beizutragen. Übereifrige Eltern müssen manchmal gar gebremst werden, ihr Kind täglich mehrfach zu ermahnen, zumal gerade in dieser Phase der Persönlichkeitsentwicklung Ermahnungen manchmal das Gegenteil zur Folge haben und damit zu einer Ablehnung des Korsetts führen können. Deshalb ist es besser, wenn die Korsettanschulung vielleicht erst 14 Tage später gelingt, als dass das Korsett vollständig abgelehnt wird.

Zur Pflege der Druck aufnehmenden Hautflächen sind zu Beginn der Anschulungsphase manchmal tägliche Bürstungen und Alkoholeinreibungen der betroffenen Stellen notwendig. Cremes sollten generell vermieden werden, da sie die Haut aufweichen und somit weniger widerstandsfähig gegen Druck machen.

Die neuesten Entwicklungen wie das Gensingen brace (GBW) sind jedoch bereits derart standardisiert und von den Druckverhältnissen her ausgewogen, dass die oben beschriebene Hautpflege nur noch bei einer Versorgung von Krümmungen jenseits der 60-Grad-Grenze nötig ist. Im normalen Indikationsbereich treten kaum mehr Hautirritationen auf. Eine leichte Hautrötung ist jedoch zu Beginn einer Korsettbehandlung normal.

Behandlungsdauer und Abschulung

Die Behandlungsdauer kann recht unterschiedlich sein. Gelingt bei frühzeitiger Anschulung und relativ geringem Krümmungswinkel eine vollständige Korrektur oder gar eine Überkorrektur, kann es sein, dass kurz nach Auftreten der Regelblutung mit der Abschulung begonnen werden kann, bevor eine ausgeprägte Krümmung in die Gegenrichtung entsteht. Bei stärkeren Wirbelsäulenverbiegungen (> 40 Grad), welche nicht vollständig korrigiert werden können, ist es hingegen erforderlich, das Korsett möglichst lange zu tragen. Früher wurde die Abschulung bei Mädchen fast immer im 15. oder 16. Lebensjahr durchgeführt. Es hat sich jedoch gezeigt, dass eine längere Tragedauer zu besseren (kosmetischen) Ergebnissen führt. Dies ist wohl auf den Umstand zurückzuführen, dass das Wirbelsäulenwachstum auch nach Schluss der im Röntgenbild sichtbaren Wachstumsfugen noch teilweise mehr als zwei Jahre weitergeht. Deshalb beginnen wir mit der Abschulung bei stärkeren Krümmungen zwar schon, wenn die Patienten 16 Jahre alt sind, beenden die Abschulung jedoch erst zwischen dem 18. und 20. Lebensjahr, je nach Reifezustand.

Zum Schulsport kann das Korsett ausgezogen werden. Es sollte jedoch anschließend sofort wieder angelegt werden, um die Tragezeit nicht unnötig zu verringern. Leistungssport ist bei Skoliosepatienten mit Korsett vor allem dann zu vermeiden, wenn dadurch die Wirbelsäule überbeweglich werden kann, was jedoch nicht heißt, dass nicht in einzelnen Fällen eine Entscheidung für leistungssportliche Aktivitäten (z. B. Schwimmen) getroffen werden kann.

Im Schulsport sind Skoliosepatienten oftmals benachteiligt. Dies betrifft gerade auch die Kinder und Jugendlichen, welche mit einem Korsett versorgt sind. Gemäß eines Beschlusses der Bundeskultusministerkonferenz von 1988 können in solchen Fällen auch der Fleiß und Einsatz während des Sportunterrichts und nicht die Leistung als Bemessungsgrundlage für die Notengebung herangezogen werden. Leider wird hiervon wohl auch aus Unkenntnis nur selten Gebrauch gemacht, wenn eine vergleichende Beurteilung der sportlichen Leistung aus medizinischen Gründen nicht möglich ist.

Treten beim Korsetttragen Probleme auf wie Schmerzen, Kribbeln oder auch Übelkeit und Atemnot, sollte der behandelnde Orthopäde aufgesucht werden. Er wird dann durch eine Untersuchung feststellen, worauf die Beschwerden zurückzuführen sind. Bei technischen Problemen am Korsett (abgerissene Schnalle, angebrochener Bügel etc.) sollte direkt der Orthopädietechniker angesprochen werden.

Die notwendigen Röntgenkontrollaufnahmen führen zu einer gewissen Strahlenbelastung. Diese lässt sich bei schlanken Menschen dadurch reduzieren, dass man Kontrollaufnahmen im Korsett mit der halben Belichtungszeit und somit mit der halben Strahlenbelastung anfertigt. Zum Ausmessen des Krümmungswinkels reicht die Qualität der Röntgenaufnahmen dann immer noch aus. Bei sehr schlanken Kindern sind auch alle Einzelheiten der Knochenstruktur zu erkennen. Auch durch eine Einblendung des Strahlenfeldes auf den Krümmungsbereich lässt sich die Strahlenbelastung erheblich reduzieren (Weiß und Seibel 2013).

Damit sich die Rumpfmuskulatur an den korsettfreien Zustand gewöhnen kann, ist zum Behandlungsabschluss die schrittweise Abschulung des Korsetts erforderlich. Hierzu wird zunächst über je drei Monate die Tragezeit am Tag um 3–4 Stunden reduziert, ehe dann im letzten halben Jahr das Korsett nur noch nachts getragen wird.

Wiederkehrende Fragen zum Korsett und zu seiner Verwendung

Die Korsettversorgung bedeutet für alle Skoliosepatienten eine längerfristige Beeinträchtigung und stellt sie vor große Herausforderungen. Um diese annehmen zu können, müssen die Patienten realistische Zielvorstellungen haben und auch die möglichen Beeinträchtigungen durch die Wachstumsstörung kennen. Nur dann können sie eine wirklich verantwortungsvolle Entscheidung für eine Korsettversorgung treffen.

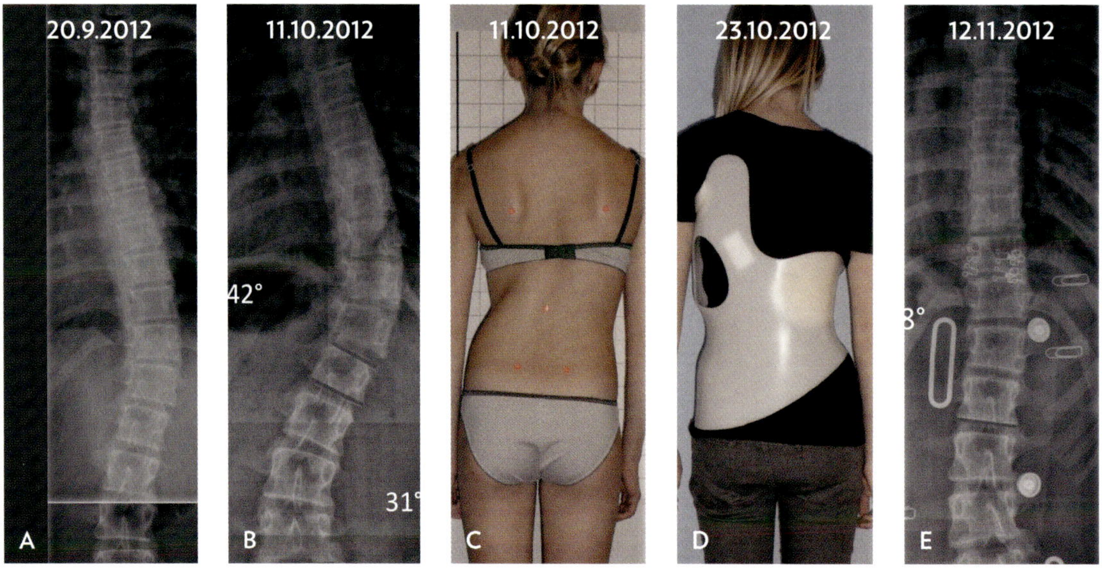

Abb. 5.20 Links (a, b): Progredienz einer Thorakalskoliose innerhalb weniger Wochen von 20 Grad auf 42 Grad. Rechts (e): Gute Korrektur in einem das Krümmungsmuster spiegelnden CAD / CAM Chêneau-Korsett (Gensingen Datenbank).

In diesem Abschnitt sollen häufig auftretende Fragen beantwortet werden. Dies ist besonders wichtig wegen der oft fachlich unkorrekten Aussagen in den einschlägigen Internetangeboten. Man findet dort z. B. so beängstigende Aussagen wie die, dass ein gut korrigierendes Korsett schmerzen müsse und das man diese Beschwerden eben aushalten müsse. Aus heutiger Sicht ist diese Sichtweise vollkommen abwegig, dennoch wird man immer wieder damit konfrontiert.

Die Frage nach dem prozentualen Korrektureffekt kann man unmöglich an einer bestimmten Zahl festmachen. So werden Patienten verunsichert, die mit einer Korrektur von weniger als 50 % oftmals ausgezeichnete kosmetische Erfolge erzielen können. Andererseits kann man mit einer 50%igen Korrektur überhaupt nicht zufrieden sein, wenn das Korsett und die Krümmung eine weitergehende Korrektur leicht zuließen.

Wir versuchen mit diesem Ratgeber zu erreichen, dass Patienten den Sachverhalt differenziert betrachten können und nicht Ängste und Verunsicherung die Übermacht gewinnen. In keinem Fall nützt eine noch so gute Korrektur im Korsett, wenn dieses aufgrund von Schmerzen nicht getragen werden kann!

Was jeder Patient über das Thema Korsett wissen sollte

1. Muss man in einem Korsett Schmerzen aushalten?

Ein gutes Korsett korrigiert gut und lässt sich schmerzfrei tragen (Abb. 5.20)! Eine wirksame Korrektur lässt sich nur durch eine Korrekturbewegung und nicht durch »Kompression« erzielen. Sogenannte »Quetschkommoden« können zwar auch manchmal gut korrigieren, dies nützt aber nichts, wenn das Korsett wegen starker Schmerzen gar nicht getragen werden kann. In einer nicht veröffentlichten Studie aus Stuttgart mit einem ausgewählten Kollektiv ergaben sich für bestimmte Korsette zwar ausgezeichnete Korrekturergebnisse, aber ca. 50 % der Patienten wählten für sich einen anderen Weg der Versorgung und sind daher aus der Studie ausgeschieden, die damit keinerlei Aussagekraft mehr hat.

2. Korrigiert ein gutes Korsett immer über 50 %?

Nein! Der Korrektureffekt ist abhängig von verschiedenen Faktoren:

a. Patientenbezogene Faktoren:
- Krümmungsmuster
- Alter des Patienten
- Steifheit der Krümmung
- Belastungsfähigkeit des Patienten
- Compliance (Tragezeit)

b. Korsettbezogene Faktoren:
- Mustergenauigkeit des Korsetts (das Korsett muss zum Krümmungsmuster passen)
- Shift (Verlagerung) der Rumpfabschnitte gegeneinander
- Passgenauigkeit

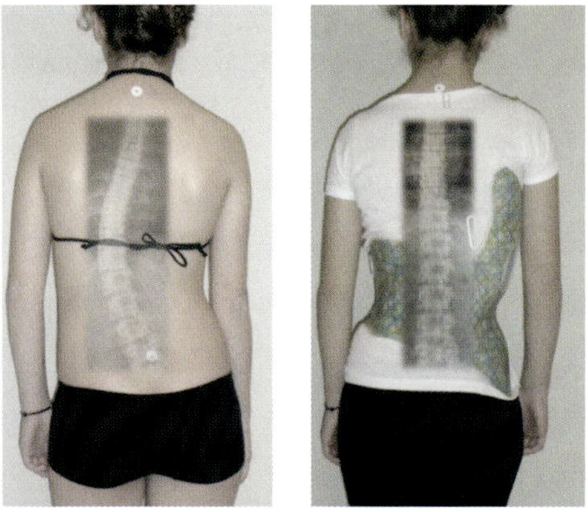

Abb. 5.21 Volle Korrektur bei einer einbogigen Thorakalkrümmung (Krümmung im Brustkorbbereich; mit freundlicher Genehmigung von Nicos Tournavitis).

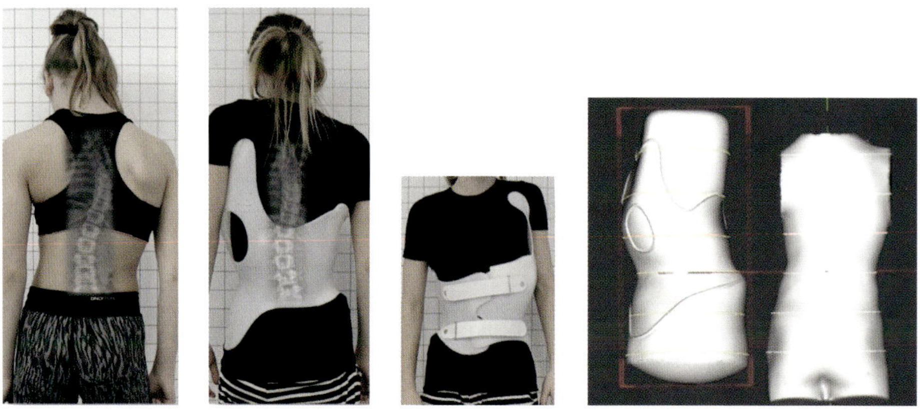

Abb. 5.22 Mehr als 50% Korrektur bei einem Mädchen mit einer Thorakalkrümmung über 45° in einem Gensingen Brace. Rechts sieht man den Patientenscan und das CAD Korsett.

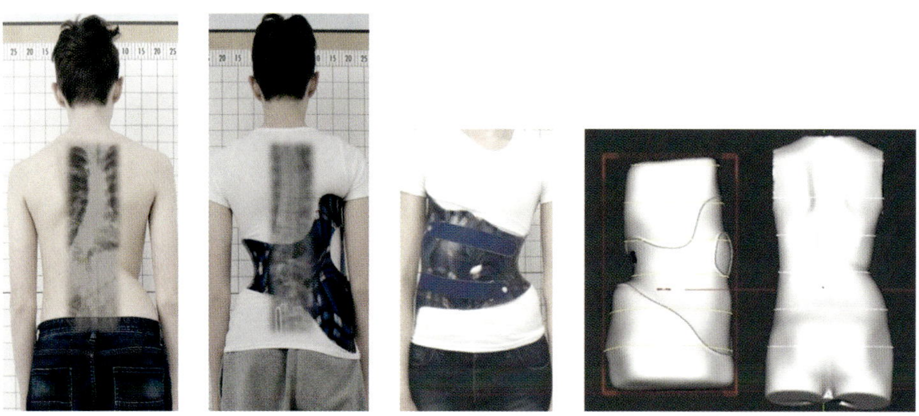

Abb. 5.23 Mehr als 50% Korrektur bei einem Jungen mit einer Thorakolumbalkrümmung über 60° in einem Gensingen Brace. Rechts sieht man den Patientenscan und das CAD Korsett.

Doppelbogige Krümmungen lassen sich schlechter korrigieren, einbogige besser, ein elfjähriges Mädchen ist besser zu korrigieren, da in der Regel noch recht flexibel, als ein 16-jähriges.

Nach heutigem Kenntnisstand sollte die Krümmungskorrektur über 15 Grad liegen, um ein gutes Endresultat zu gewährleisten. Bei steifen Krümmungen ist dies nicht immer möglich (Abb. 5.21–5.24).

Allerdings darf man es sich bei der Beurteilung dieses Sachverhalts nicht zu einfach machen. Wenn beispielsweise das Korsett das Krümmungsmuster nicht offensichtlich spiegelt, liegt der mangelhafte Behandlungserfolg nicht an der Steifigkeit der Krümmung! Nur wenn ein Korsett dem aktuellen Standard entsprechend konstruiert wurde und man auch durch Nachbesserung (Aufpolsterung, thermoplastische Modifikation) keine wesentliche Verbesserung erzielen kann, kann eine mangelhafte Korrektur auf die Krümmungseinsteifung zurückgeführt werden. Es versteht sich von selbst, dass diesen Sachverhalt nur erfahrene Spezialisten beurteilen können.

3. Muss man ab 20 Grad Krümmung mit einem Korsett versorgen?
So allgemein kann man das nicht sagen! Ein siebenjähriges Kind ist noch nicht im Hauptwachstumsschub (Abb. 5.25, S. 80) und benötigt noch kein Korsett bzw. allenfalls eine Nachtversorgung; eine 16-Jährige mit 20 Grad Krümmung wächst nicht mehr, hat nicht mehr das Risiko einer Krümmungszunahme und benötigt daher auch keine Behandlung mehr!

Allerdings sollte bei einem elfjährigen Mädchen mit 20 Grad Krümmung eine Vollzeitversorgung erfolgen, da hier der Hauptwachstumsschub im Gange ist und man noch sehr gut korrigieren kann (s. Abb. 5.21–5.24). Wenn das Kind mit guter Korrektur aus dem Korsett herauswächst, kann man oft schon nach 4–6 Monaten auf eine Teilzeitversorgung herabstufen!

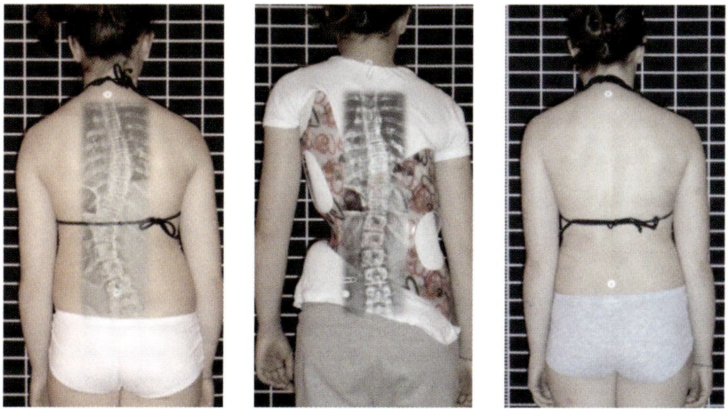

Abb. 5.24 Mehr als 50% Korrektur bei einem Mädchen mit einer Doppelkrümmung in einem Gensingen Brace. Bereits nach 6 Wochen sieht man eine leichte klinische Korrektur (rechts; mit freundlicher Genehmigung von Nicos Tournavitis).

Im Wachstumsalter sollten mitunter auch Krümmungen von weniger als 20 Grad versorgt werden, wenn eine unverhältnismäßig starke Deformierung besteht (starke Rotation bei kleiner Seitverbiegung) und daraus entweder eine ungünstigere Prognose oder aber eine Beeinträchtigung der Lebensqualität abgeleitet werden kann.

4. Was ist als Behandlungserfolg anzusehen?
Im Allgemeinen wird es als Behandlungserfolg angesehen, wenn nach Wachstumsabschluss keine Verschlechterung über den Rahmen des Messfehlers (± 5 Grad) hinaus nachweisbar ist. Verglichen mit mittelmäßigen Korsetten (z. B. dem Boston Brace, bei dem diese Quote 70 % beträgt) ist für das alte Chêneau-Korsett nach Gipsabdruck eine Erfolgsquote von 80 % nachgewiesen. Nach neuesten Erkenntnissen liegt die Erfolgsquote bei den Korsetten modernster Bauart bei über 90 %, wobei bei voller Tragezeit und deutlichem Restwachstum eine Verbesserung des Krümmungswinkels die Regel ist.

Jedoch kann man auch bei relativer Skelettreife und nur noch geringem Wachstum mit den Korsetten neuster Bauart das kosmetische Behandlungsergebnis oft noch deutlich verbessern und somit bei den Betroffenen den Leidensdruck und damit auch den Wunsch nach einer Operation verringern.

Leider gibt es auch bei optimaler Versorgung und Betreuung Fälle von Therapieversagen. Daran ist oftmals der nicht immer vorhersagbare Wachstumsverlauf schuld. Wenn ein Patient kurz davor ist, aus seinem Korsett herauszuwachsen und danach eine bedeutsame Wachstumsspitze (Peak) einsetzt, kann natürlich trotz ursprünglich guter Korsettversorgung eine Krümmungszunahme entstehen, da das Korsett ausgerechnet zum Wachstums-Peak nicht mehr richtig passt. Festzuhalten ist, dass eine bleibende Krümmungskorrektur nur bei deutlichem Restwachstum und bei voller Tragezeit erzielt werden kann (Abb. 5.26). Bei etwas reiferen Patienten (Mädchen ab 14 Jahren, Jungen ab 16 Jahren) kann die Restprogression fast immer aufgehalten und

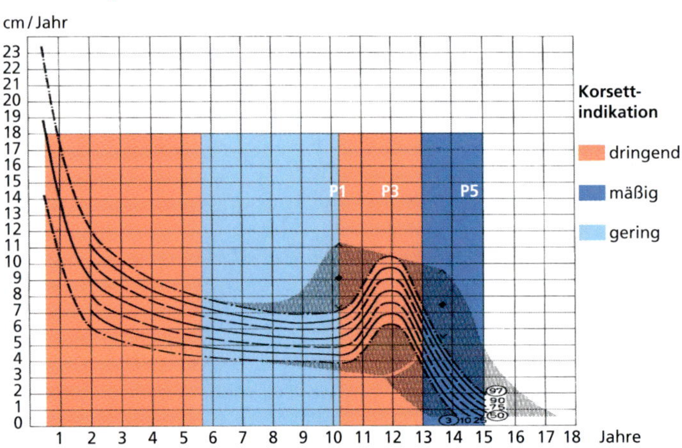

Abb. 5.25 Die Wachstumskurve bei Mädchen: Zwischen dem sechsten Lebensjahr und dem Auftreten der ersten Reifezeichen entsteht i. d. R. keine wesentliche Krümmungszunahme. Ab dem Auftreten der ersten Reifezeichen (P1) ist mit deutlicher Krümmungszunahme zu rechnen. Daher ist hier bei entsprechender Krümmungsstärke eine schnelle Korsettversorgung nötig, da eine Krümmungszunahme im Hauptwachstumsschub innerhalb weniger Wochen erfolgen kann. (Abbildung modifiziert nach C. Simon, Klinische Pädiatrie, Schattauer)

zusätzlich eine deutliche Verbesserung des klinischen Bildes erzielt werden (Abb. 5.26 – 5.28). Inwieweit diese kosmetischen Verbesserungen stabil bleiben, ist aber – wie auch die Ergebnisse der Operation – noch nicht hinreichend untersucht.

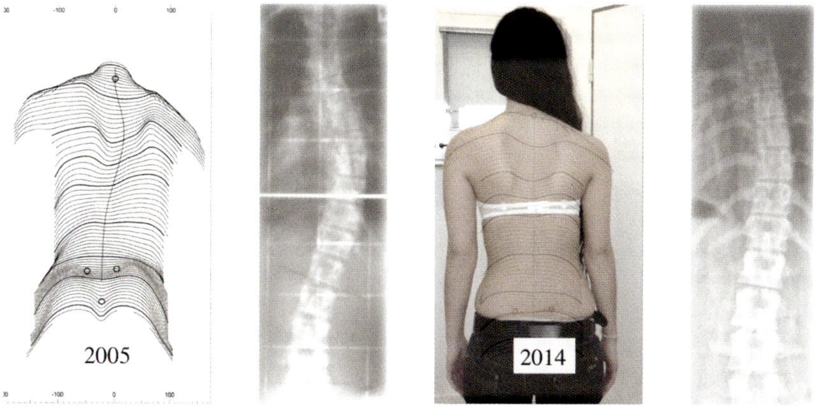

Abb. 5.26 Mädchen mit einer eingangs 38° Krümmung und deutlicher Rumpfasymmetrie, wie auf der Oberflächenvermessung zu erkennen (links). Rechts sieht man das Langzeitergebnis fünfeinhalb Jahre nach Korsettabschulung: 19° Restkrümmung und ausgezeichnetes kosmetisches Ergebnis erzielt durch ein Korsett der neueren Generation.

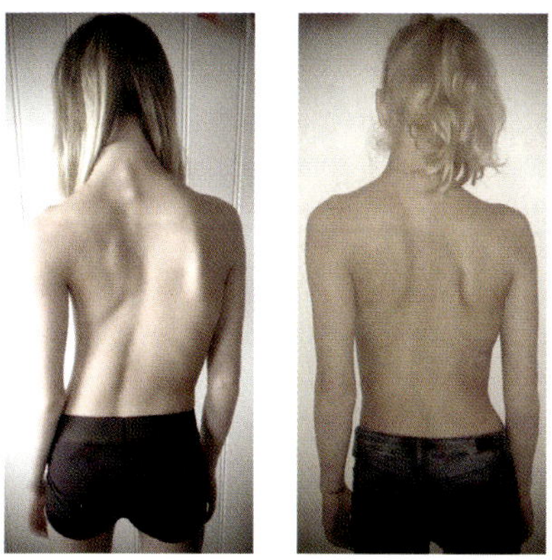

Abb. 5.27 Klinische Verbesserung schon nach sechs Wochen Tragezeit.

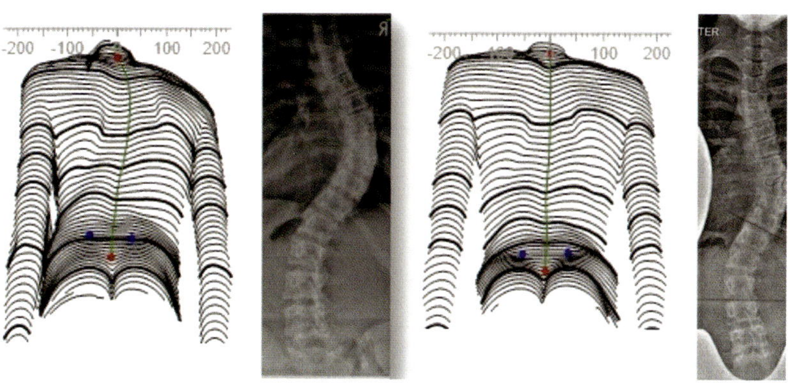

Abb. 5.28 Kosmetisches und radiologisches Zwischenergebnis nach 4-moniger Behandlung mit einem Gensingen Brace (GBW).

Bei Krümmungen jenseits der 40-Grad-Grenze sind die Möglichkeiten zu einer bleibenden Krümmungskorrektur sehr begrenzt, das Aufhalten der Krümmungszunahme ist aber bei gegebener Compliance (Einhalten der vorgeschriebenen Tragezeiten) mit den heutzutage angewendeten modernen CAD-Chêneau-Korsetten fast immer möglich.

5. Wie lange muss man ein Korsett tragen?
Auch hierzu gibt es im Internet die vielfältigsten und meist wissenschaftlich nicht haltbaren Aussagen: »Das Korsett muss mindestens bis zum Alter von 20 Jahren getragen werden«, so liest man beispielsweise. Diese Aussage ist falsch und lediglich dazu geeignet, den Korsettverkauf zu fördern!

Notwendig ist eine Korsettversorgung als wachstumslenkende Maßnahme natürlich nur im Wachstumsalter. Im Hauptwachstumsschub kann bei unversorgten Patienten leicht in wenigen Wochen bis Monaten eine Krümmungszunahme von > 20–30 Grad entstehen. Gegen Ende des Wachstumsschubes, bei Mädchen in der Regel ab 15, bei Jungen ab 17 Jahren, entstehen meist keine Verschlechterungen von > 15 Grad.

Zu beachten bleibt dabei allerdings, dass auch am Ende des Wachstumsschubes mitunter noch bedeutsame kosmetische Verbesserungen zu erzielen sind und das längere Tragen eines Korsetts auch dann noch sinnvoll sein kann, um die Lebensqualität der Betroffenen zu verbessern und einem Operationswunsch vorzubeugen.

Bei Krümmungen unter 30 Grad kann man bei Mädchen ab 15 und bei Jungen ab 17 Jahren bei normaler Ausreifung bedenkenlos mit der Abschulung des Korsetts beginnen. Bei Krümmungen über 30 Grad zu Beginn der Behandlung sollte eine längere Abschulung eingeplant werden, um das Behandlungsergebnis zu festigen und das bestmögliche kosmetische Endergebnis zu erzielen.

Naturgemäß fällt das unter der Korsettbehandlung erzielte Behandlungsergebnis nach Abschulung wieder etwas zurück. Dies ist keineswegs als Verschlechterung zu deuten, sondern ein normaler Vorgang. Auch wenn man bei kleineren bis mittleren Verkrümmungen ein Jahr länger versorgt, wird man den gleichen Rückfall zu verzeichnen haben.

6. Muss man während der Korsettbehandlung dauerhaft Physiotherapie machen?
Physiotherapie (Krankengymnastik) hat – sofern fachgerecht angewendet – zweifellos eine günstige Wirkung auf die Skoliose. Allerdings ist die Korsettbehandlung heutigen Standards hinsichtlich ihrer Wirkung der Physiotherapie im Wachstumsalter weit überlegen (s. hierzu auch Abb. 7.2). Da nachgewiesen ist, dass es unter Korsettbehandlung bei Kindern und Adoleszenten nicht zu einer Verringerung der Muskelaktivität kommt, kann die Korsettbehandlung in diesen Fällen auch über Jahre hinweg ohne Physiotherapie durchgeführt werden.

Allerdings ist es zur psychologischen Unterstützung der Betroffenen manchmal sinnvoll, regelmäßig physiotherapeutische Behandlungseinheiten und auch eine stationäre Rehabilitation in die Therapie zu integrieren, dies allerdings nur bei für die Skoliosebehandlung ausgebildeten und zertifizierten Physiotherapeuten. Wenn die Betroffenen diese Behandlungsmaßnahmen jedoch als Überlastung oder Stress empfinden, kann dies zu einer Schwächung der Compliance mit der Folge einer zu geringen Tragezeit führen. In diesen Fällen kann man zunächst die Korsettversorgung ohne Physiotherapie durchführen.

Empfehlenswert ist in jedem Fall eine spezifische fachgerechte Alltagsschulung spätestens zu Beginn der Abschulung, wenn die Tragezeit auf 16 Stunden pro Tag reduziert wird. Durch ein solches Konzept können krümmungsfördernde Haltungen im Alltag sicher vermieden werden. Hierzu reichen in der Regel sechs Behandlungseinheiten bei einem sachverständigen Physiotherapeuten aus. In unserer Abteilung nutzen die Betroffenen gerne eine 90-minütige Kurzrehabilitation, die im Rahmen eines Routinetermins zur Korsett- und Verlaufskontrolle vor Ort absolviert werden kann (s. o.).

Wie erkennt man ein gutes Korsett?

Ein qualitativ hochwertiges Korsett erkennt man an der Korrekturbewegung. Haben wir beispielsweise eine Krümmung der Brustwirbelsäule nach rechts, so sollte das Korsett das Krümmungsmuster spiegeln (Abb.29). Führen Korsette nicht zu einer Spiegelung des Krümmungsmusters, kann man keine oder nur eine geringe Korrektur erwarten. Solche Korsette (Abb.29 c–e) mit mangelhafter Korrektur können eine Krümmung in aller Regel nicht aufhalten.

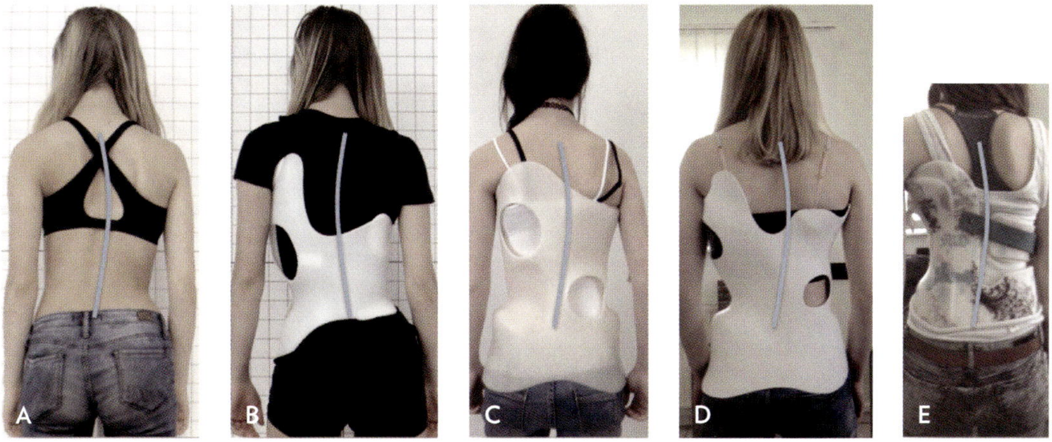

Abb. 5.29 a: Patientin mit einer Krümmung der Brustwirbelsäule nach rechts. b: Im GBW ist eine Spegelung des Krümmungsmusters klar zu erkennen. c und d: Veraltete Chêneau Korsette nach Gipsabdruck aus 2016. Diese zeigen klinisch keine Korrekturbewegung und sind daher von der Wirksamkeit sehr begrenzt. e: M-brace aus den Niederlanden ohne jegliche Korrektur. Auch hier ist keine Spiegelung des Krümmungsmusters zu erkennen. Die Skoliose scheint in ihrer Form gradezu eingemauert.

Zukünftige Entwicklungen in der Korsettversorgung – ein Ausblick

Mit Einzug der CAD-Technik ist es möglich geworden, die Korrekturen bis an die Grenze des Erträglichen weiter zu verstärken (Abb. 5.30). Weitergehende Rumpfverschiebungen würden allerdings im Alltag wiederum stark auffallen und die Betroffenen davon abhalten, ein solches »schiefes« Korsett in der Schule zu tragen.

Mögliche Zukunftsperspektiven könnte eine kombinierte Anwendung bieten, beispielsweise eine Versorgung mit einer im Alltag nicht tolerierbaren Maximalkorrektur über 8 bis 12 Stunden in Verbindung mit einem Biofeedback-System also mit einem flexiblen Korrekturapparat tagsüber, welcher in Schule und Freizeit nicht mehr auffällt. Leider sind die bisher auf dem Markt befindlichen Systeme (Soft Braces)

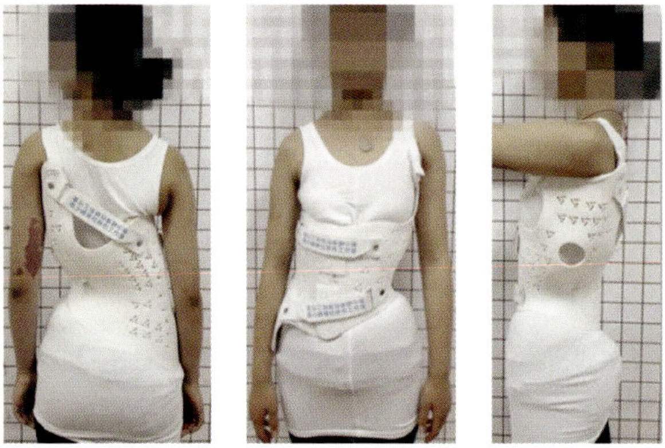

Abb. 5.30 Neuste Technologie: Gensingen Brace (GBW) aus dem 3D Drucker, hergestellt in China (Xiaofeng Nan). Dieses Korsett ermöglichte die vollständige Korrektur beider Krümmungen (thorakal und lumbal).

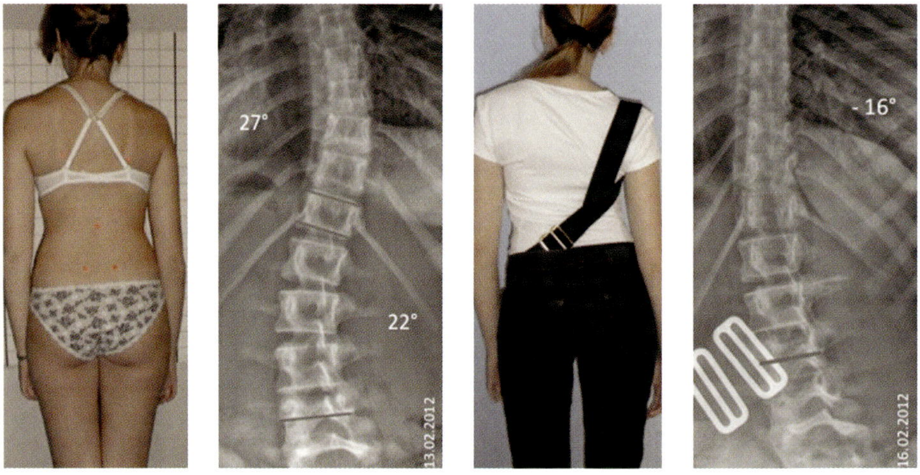

Abb. 5.31 Zwölfjähriges Mädchen mit einer noch relativ flexiblen Krümmung von 28 Grad nach Cobb. Im Spinealite® Biofeedbacksystem zeigt sich eine Überkorrektur als Beleg für die Korrekturmöglichkeiten, welche jedoch bei Anwendung dieses Systems im Erwachsenenalter nicht vollständig ausgenutzt werden.

hierzu aus den unterschiedlichsten Gründen nicht geeignet. Daher hat der Autor mit der Entwicklung eines neuen, auf aktuellem wissenschaftlichen Kenntnisstand beruhenden Biofeedback-Systems begonnen. Dieses ist relativ einfach anzuwenden. Allerdings kann es nicht als bequem angesehen werden, da die Korrektur durch Zug an einer Schulter erfolgt. In Abhängigkeit von der eingestellten Zugkraft (Korrektur) wird sich auch der Tragekomfort ändern. Bei Jugendlichen sollte man eine möglichst starke Korrektur einstellen, was zu Lasten des Komforts geht.

Bei Erwachsenen mit starken Krümmungen haben wir jedoch mit geringerem Korrekturzug gute Erfahrungen gemacht. Hier geht es auch nicht um eine maximale Korrektur, sondern um einen Halt gegen das seitliche Abdriften des Rumpfes, welches sich im Laufe des Tages verstärkt, den Patienten zunehmend ermüdet und zu Beschwerden führen kann. Die Korrekturwirkung des Systems konnte bereits demonstriert werden (Abb. 5.31), Langzeitergebnisse liegen jedoch noch nicht vor.

2.1.3 Operation und Operationsverfahren

Wenn trotz aller Bemühungen die Krümmung weiter zunimmt und 50 Grad nach Cobb übersteigt, wird im Allgemeinen die Operation empfohlen (Deutsche Leitlinie »Idiopathische Skoliose im Wachstumsalter«: http://www.awmf.org/leitlinien/detail/ll/ 033-025.html). Zunächst soll zu der Frage Stellung genommen werden: »*Warum muss überhaupt operiert werden?*«

Bei der spät auftretenden sogenannten idiopathischen Adoleszentenskoliose ist eine Operation aus medizinischer Sicht nicht unbedingt erforderlich, und es gibt bislang keinen wissenschaftlichen Beweis für die Hypothese, dass die gesundheitlichen Folgezustände der Skoliose ungünstiger einzuschätzen wären als die einer Skolioseoperation. Es ist nachgewiesen, dass solche Verbiegungen in der Regel nicht so groß werden, dass lebensbedrohliche Einschränkungen des Herz-Kreislauf-Systems zu befürchten sind. Auch besteht zwischen Wirbelsäulenverkrümmung und Schmerz kein Zusammenhang. Es muss also für diese Patienten einen anderen Grund geben, warum sie sich ab einem Krümmungswinkel von 50 Grad operieren lassen.

Wenn man die Tatsache, dass die eigene Wirbelsäule eine Krümmung hat, nicht akzeptieren kann und durch den täglichen Anblick der »Deformierung« psychisches Leid erfährt, sich deprimiert, unausgeglichen und in der Lebensqualität beeinträchtigt fühlt, kann man dagegen etwas tun. Nicht die rein medizinischen Beweggründe, sondern die psychologischen Gesichtspunkte bestimmen dann das Bild. Wenn zusätzlich keine Motivation für Krankengymnastik und Korsettversorgung gegeben ist, dann bleibt außer der Operation kein Therapieverfahren übrig, mit welchem die Deformität behandelt werden kann.

Nach den Erkenntnissen der Gesundheitspsychologie kann ein durch die Deformität verursachter psychologischer Stress auch zu körperlichen Beschwerden führen. Es handelt sich in diesen Fällen also zweifelsfrei nicht um eine rein kosmetische Operation. Keinesfalls darf die Operationsindikation nur nach dem Röntgenbefund gestellt werden, wenn entsprechende psychosoziale Beeinträchtigungen nicht vorliegen (Abb. 5.32)!

Bei früh aufgetretenen Verkrümmungen und bei manchen angeborenen Wirbelsäulenverbiegungen, welche schon im frühen Kindesalter große Ausmaße annehmen können ist die Operation auch aus rein medizinischen Gründen schon recht früh gerechtfertigt. Dies gilt auch für Kinder mit Nerven- und Muskelerkrankungen und den aus diesen Grunderkrankungen resultierenden, oft beträchtlichen Wirbelsäulendeformitäten.

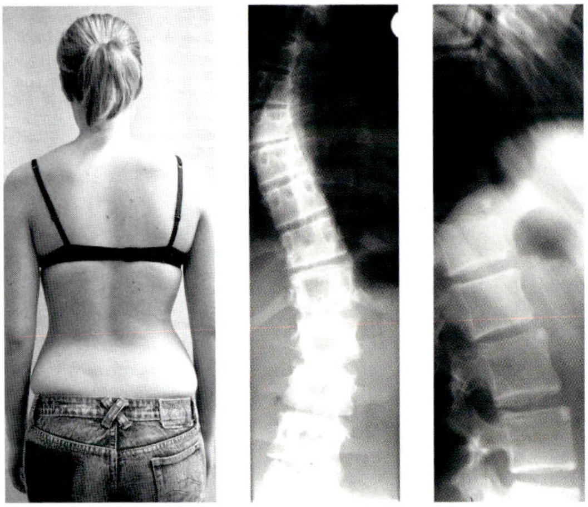

Abb. 5.32 14-jährige Patientin, Knochenalter 14,9, zu 98,8 % ausgewachsen, kosmetisch ohne wesentliche Störung, zufrieden mit ihrem Erscheinungsbild. Krümmungswinkel hochthorakal 43 Grad, tiefthorakal 32 Grad: Es wurde eine dringliche OP-Indikation gestellt! Prognose: auch ohne Therapie nur geringe Progressionsneigung, keine wesentliche Verschlechterung des kosmetischen Zustands zu erwarten! Daher besteht keine Indikation zur konservativen oder operativen Behandlung.

Welche Operationsverfahren gibt es? Prinzipiell unterscheiden wir zwischen dem operativen Zugang von hinten und dem Zugang von vorne.

Der hintere Zugang

Beim hinteren Zugang liegen die Narben in der Rumpfmittellinie, und es wird meist noch eine Narbe über einem der beiden Beckenkämme geben. Bei dieser Operation kommen derzeit verschiedene Stabsysteme zur Anwendung. Sie werden mit Haken oder – heutzutage fast ausschließlich – mit Schrauben an der Wirbelsäule befestigt und überbrücken somit große Strecken. Zur besseren Stabilisierung sind diese langen Stäbe mit verschiedenen Querverbindungen versehen, sodass direkt nach der Operation keine Beweglichkeit mehr in dem überbrückten Wirbelsäulenbereich möglich ist. Dies fördert die spätere knöcherne Festigkeit mithilfe des während der Operation angelagerten eigenen Knochenmaterials. Patienten mit einer Operation über den hinteren Zugang können i. d. R. nach dem Fädenziehen, spätestens aber am 14. Tag nach der Operation die Klinik verlassen. Als Nachteil dieses Verfahrens kann jedoch gelten, dass die Wirbelsäule auf einer größeren Strecke versteift werden muss als beim vorderern Zugang.

Die Wirbelsäule ist bei einer Operation über den hinteren Zugang in ihrer Gesamtbeweglichkeit somit eingeschränkter, als wenn man den vorderen Zugang verwendet. Eine Wahlmöglichkeit zwischen den beiden Verfahren ist meist bei einbogigen Wirbelsäulenverbiegungen gegeben. Bei sogenannten kombinierten Skoliosen mit größerer Brustwirbelsäulen- und großer Lendenwirbelsäulenverbiegung ist eine Operation vom hinteren Zugang oder eine Operation von beiden Zugängen aus der erfolgversprechendere Weg.

Der vordere Zugang

Der vordere Zugang liegt nicht in der Mitte des Rumpfes. In der Regel erfolgt der Schnitt entlang den Rippen. Es wird eine Rippe entfernt, welche später zerkleinert und als eigenes Knochenmaterial zur Überbrückung in die Zwischenwirbelräume eingefügt wird. Dann wird nach Eröffnung der Brusthöhle und/oder der Bauchhöhle die Wirbelsäule von vorne freigelegt. Bei dieser Technik hat der Operateur freien Zugang zu den Wirbelkörpern und Bandscheiben. Zur Korrektur werden in dem ausgewählten Bereich die Bandscheiben entfernt und von der Seite her in die zu korrigierenden Wirbelkörper Schrauben eingebracht. Diese Schrauben werden mit einem Stab verbunden und nach Korrektur an diesem Stab befestigt. An die Stelle der herausgenommenen Bandscheiben tritt das vorbereitete körpereigene Knochenmaterial, im Lendenbereich mitunter auch noch unterstützt durch kleine Metallkörbchen (Cages), welche den Bandscheibenraum besser aufrechterhalten können. Dadurch kann eine Rundrückenbildung im Lendenbereich verhindert werden. Moderne Operationsverfahren verwenden zur besseren Erststabilität beim vorderen Zugang zwei Stäbe, sofern die Wirbelkörpergröße dies zulässt.

Die Operation vom vorderen Zugang aus hat den Nachteil, dass die Bauch- und/oder die Brusthöhle eröffnet werden müssen. Manchmal ist bei diesen Operationen auch heute noch eine mehrmonatige Korsettnachbehandlung zur Sicherung des Ergebnisses notwendig. Der unbestreitbare Vorteil dieses Operationsverfahrens liegt aber darin, dass eine geringere Anzahl von Wirbelkörpern in die Versteifungszone einbezogen werden muss und somit eine bessere Restbeweglichkeit und Funktion des Rumpfes auch nach der Operation verbleibt.

Ferner können Rippenbuckel und Lendenwulst bei einer Operation vom vorderen Zugang aus fast vollständig beseitigt werden. Bei einer Operation über den hinteren Zugang ist aus kosmetischen Gründen oft zusätzlich eine Operation an den Rippen notwendig, um den Rippenbuckel zu verkleinern.

Als weiterer Vorteil der Operation über den vorderen Zugang kann gelten, dass die Narbe versteckt ist. Sie liegt größtenteils unter dem angelegten Arm und ist auch dann nicht wahrnehmbar wenn man betroffene Mädchen und Frauen von hinten im Badeanzug sieht.

Die Operation nach Harrington war das erste Verfahren mit einem Stab über den hinteren Zugang und fand schon Ende der 1960er-Jahre weltweit Anwendung. Als Nächstes entwickelte der Australier Dwyer die Operation vom vorderen Zugang, welche dann Zielke zur VDS (zur sogenannten ventralen Derotationsspondylodese) weiterentwickelt hat. Die VDS ist mittlerweile ebenfalls weltweit verbreitet. Die heutzutage in Anwendung befindlichen Doppelstabsysteme für den hinteren Zugang wurden erst 1984 von Cotrel und Dubousset vorgestellt. Seit Ende der 1980er-Jahre haben sich auch diese Verfahren weltweit verbreitet. Somit liegen heute i. d. R. erst Erfahrungen aus ca. 25–30 Jahren bzgl. der Anwendung der aktuellen Operationstechniken vor.

Aktueller Entwicklungsstand der zur Skoliosekorrektur verwendeten Instrumente

Mittlerweile stehen mehr als 300 unterschiedliche Implantate für wirbelsäulenversteifende Operationen zur Verfügung. Durch diese Vielfalt ist es heutzutage kaum möglich, die einzelnen Behandlungsprinzipien theoretisch oder auch praktisch zu erfassen, wie Professor Heine im Vorwort des Buches »Die ventrale Instrumentation der Rumpfwirbelsäule« von Eysel (1989) anmerkt.

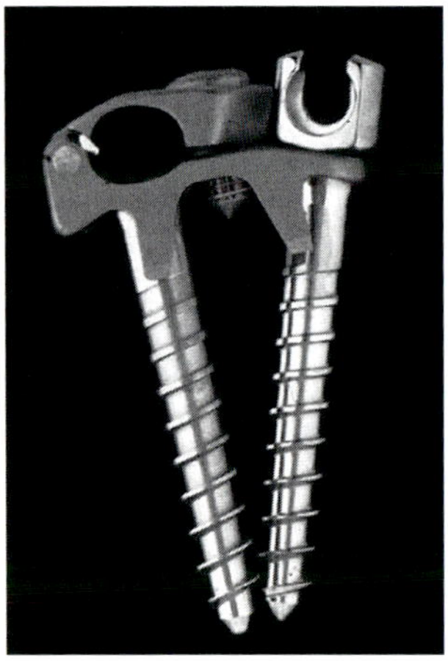

Abb. 5.33 Die Bügelplatte des Halm-Zielke-Instrumentariums, die mit zwei Schrauben seitlich im Wirbelkörper verankert wird (vorderer Zugang). Ein Gewindestab und ein solider Profilstab werden durch die beiden Löcher im Schraubenkopf bzw. in der Bügelplatte hindurchgeführt und geben dem Instrumentarium die nötige Stabilität.

Die Neuentwicklungen haben allerdings einige Vorteile. Die Operation vom vorderen Zugang aus ist durch die neuen ventralen Doppelstabsysteme mittlerweile ohne Korsettnachbehandlungen durchführbar. Des Weiteren sind auch späte Brüche des Gewindestabes der ursprünglichen VDS bei den modernen Stäben nicht mehr zu erwarten. Ein Beispiel eines ventralen (vorderen) Doppelstabsystems ist das Halm-Zielke-Instrumentarium, welches über eine solide Bügelplatte, die mit zwei Schrauben fixiert wird, eine sichere Führung des Gewindestabes zulässt (Abb. 5.33).

In Abbildung 5.34 sehen wir das Röntgenergebnis eines 16-jährigen Mädchens mit einer Krümmungsaufrichtung von 68 Grad auf 14 Grad nach Cobb. Auch das seitliche Profil wurde gestreckt, die im Übergangsbereich zwischen Brust- und Lendenwirbelsäule liegende und über das normale Ausmaß hinaus verstärkte Kyphose wurde ebenfalls begradigt, wie man auf den Seitaufnahmen sehen kann. Auch klinisch sind ausgezeichnete Behandlungsergebnisse ohne Rippenbuckelresektion allein durch die dreidimensionale Formkorrektur möglich (Abb. 5.35). Auch bei den Operationsverfahren über den hinteren Zugang haben sich die Korrekturmöglichkeiten durch die vermehrte Anwendung von sogenannten Pedikelschrauben verbessern lassen. In Abbildung 5.36 (S.90) sehen Sie links die Skoliose eines 14-jährigen Mädchens mit idiopathisch-doppelbogiger Skoliose, welche durch eine Operation über den hinteren Zugang fast vollständig korrigiert werden konnte.

In spezialisierten wirbelsäulenchirurgischen Zentren ist heutzutage standardmäßig die Operation vom vorderen wie auch vom hinteren Zugang möglich. Allein das Krümmungsausmaß, das Krümmungsmuster und die Steifigkeit der Krümmung dürfen die Auswahl des Verfahrens bestimmen und nicht die Vorliebe des Operateurs für eine dieser Möglichkeiten.

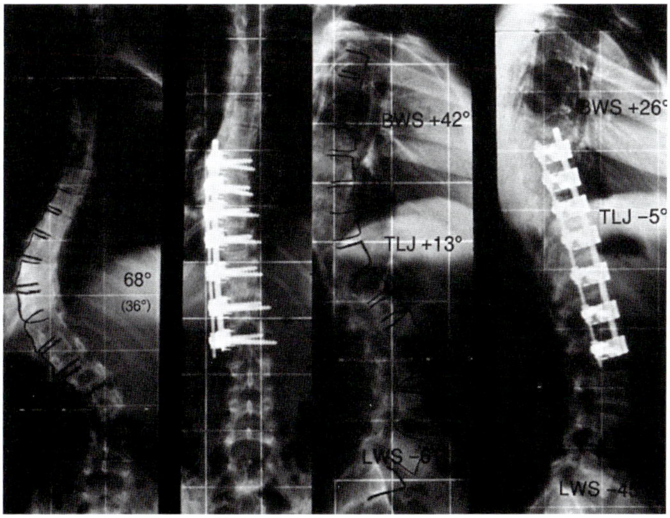

Abb. 5.34 16-jähriges Mädchen mit idiopathischer Thorakolumbalskoliose. Eine Krümmungsaufrichtung von 68 Grad auf 14 Grad erfolgte mithilfe des Halm-Zielke-Instrumentariums, wobei auch die in der Seitansicht deutliche Kyphose teilbegradigt werden konnte.

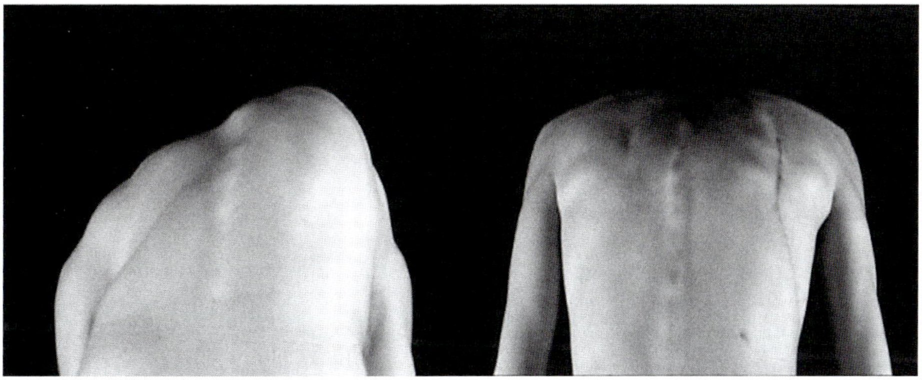

Abb. 5.35 Klinisches Bild eines 17-jährigen Jungen vor der Operation (links) und nach der Operation (rechts). Durch die dreidimensionale Formkorrektur wurde der Rippenbuckel vollständig korrigiert, ohne dass eine weitere plastische Operation am Rippenbuckel notwendig gewesen wäre.

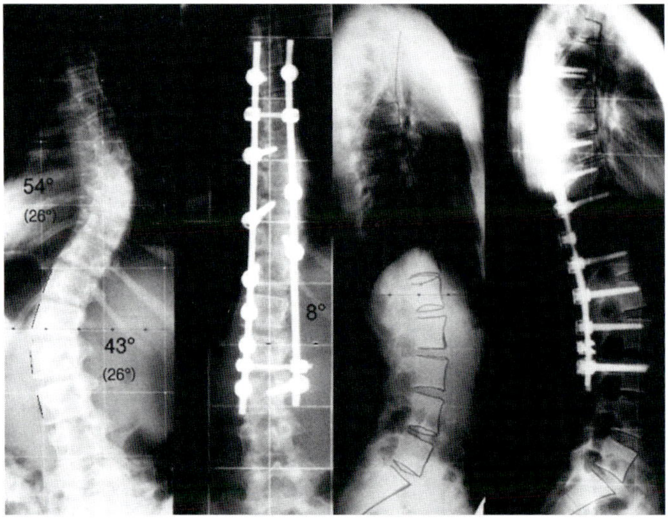

Abb. 5.36 14-jähriges Mädchen mit idiopathischer doppelbogiger Skoliose. Vor der Operation: 54 Grad im Brustkorbbereich, nach der Operation fast vollständige Begradigung mit dem sog. MPDS-Instrumentarium bei rückwärtigem Zugang zur Wirbelsäule. Das Seitprofil der Wirbelsäule wurde ebenfalls durch diese Operation günstig beeinflusst.

Bei ganz steifen und hochgradigen Verbiegungen werden die Operationsverfahren oftmals kombiniert angewendet. Dies bedeutet, dass an einem Tag und in einem Operationsgang eine ventrale (vordere) Aufrichtung und eine zusätzliche dorsale (hintere) Spondylodese möglich sind, wobei die Betroffenen während der Operation gedreht werden müssen. In Abbildung 5.37 sehen Sie das Röntgenbild eines Patienten mit einem Krümmungswinkel von 112 Grad nach Cobb, welches durch eine solche Operation auf 28 Grad korrigiert werden konnte. In diesem Falle wurde nicht nur die Krümmung begradigt, sondern auch ein kosmetisch recht ansprechendes Endergebnis erreicht.

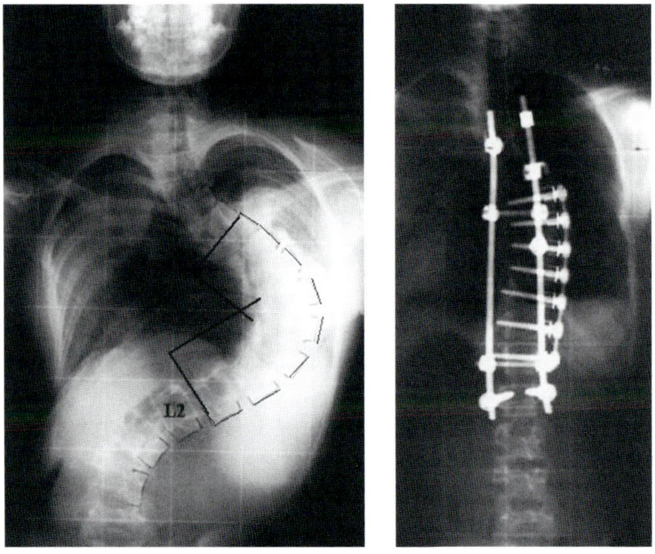

Abb. 5.37 Hochgradige Wirbelsäulenverbiegung von 112 Grad vor der Operation sowohl von vorne als auch von hinten an einem Tag. Die Aufrichtung auf 28 Grad ist beträchtlich und bei einer Operation mit nur einem der beiden Instrumentarien undenkbar.

Neuere Operationsverfahren wie die von Betz beschriebene Klammerung (Trobisch et al. 2010) haben bislang keine echte Indikation. Zum einen liegen keine Langzeitergebnisse vor, und zum anderen zeigen bereits die kurz – bis mittelfristigen Verlaufskontrollen, dass dieses Behandlungsverfahren bei Krümmungen jenseits der 40-Grad-Grenze überhaupt nicht mehr wirkt. Da Krümmungen bis 40 Grad und auch darüber hinaus, wie oben gezeigt, ausgezeichnet mit modernen Korsetten verbessert werden können und diese Versorgung heutzutage immer weniger mit wesentlichen Beeinträchtigungen verbunden ist, muss diese Operationsform kritisch betrachtet werden (Weiß 2011a) und kann nicht empfohlen werden. Dennoch wird sie neuerdings auch hierzulande heftig vermarktet (Trobisch et al. 2010). In einer aktuelleren Studie zur Klammerung zeigte sich, dass innerhalb von zwei Jahren nach Erstoperation etwa die Hälfte der Betroffenen nachoperiert werden musste (O'Leary et al. 2011). Damit muss das Verfahren als nicht ausgereift gelten.

Zusammenfassend können wir feststellen, dass die Operation über den vorderen Zugang die kosmetisch schönere und funktionell weniger verlustreiche Operation ist. Die Operation vom hinteren Zugang aus kann heute garantiert ohne anschließende Korsettversorgung durchgeführt werden. Allerdings bietet sie ohne zusätzliche Rippenbuckelkorrektur kosmetisch nicht so günstige Resultate.

Das Gesamtrisiko einer Operation bei idiopathischer Skoliose wird mit etwa 5 % angegeben. Das heißt, dass 95 % der operierten Patienten ohne jegliche Komplikationen meist schon nach 14 Tagen das Krankenhaus verlassen können. Die Komplikationen – bei etwa 5 % der Operationen – können aufgeschlüsselt werden in:

- Entzündungen, welche in der Regel durch Antibiotikagabe beherrscht werden können,
- Atmungsbeeinträchtigungen durch Nachblutung, welche in der Regel durch eine entsprechende Saugdrainage behandelt werden können,
- Stab- oder Hakenausriss bzw. Stabbruch, was eine Nachoperation erfordert,
- Nervenstörungen (weniger als 1 %). In den meisten Fällen bilden sich Lähmungen nach der Operation wieder zurück, nur sehr wenige Patienten haben mit einer bleibenden Nervenschädigung zu rechnen.

In den großen Operationszentren erscheint das Operationsrisiko gering. Diese geben meist an, in den letzten fünf bis sieben Jahren keine Nervenschädigungen bei Skoliosepatienten festgestellt zu haben.

Somit kann die Skolioseoperation bei der idiopathischen Skoliose als kurzfristig relativ komplikationsarm angesehen werden. Allerdings wird in der internationalen Literatur über operationsbedingte Schmerzzustände berichtet, welche auch nach mehreren Jahren bis Jahrzehnten auftreten können, sowie über eine nicht unerhebliche Zahl von Patienten, die wegen Spätkomplikationen wiederholt operiert werden müssen. In einer neueren Veröffentlichung zu den Langzeitergebnissen des Cotrel-Dubousset-Verfahrens wurde berichtet, dass nahezu 50 % der Patienten sich innerhalb von 20

Jahren einer Nachoperation unterziehen mussten (Müller und Gluch 2012). Nach den jüngsten Übersichtsarbeiten kristallisiert sich langsam heraus, dass man langfristig nach einer Operation weit mehr Probleme erwarten muss, als wenn man unbehandelt geblieben wäre (Weiß und Moramarco 2013a; Weiß et al. 2013).

Es besteht keine medizinische Indikation für eine Skolioseoperation. Dies wurde in zwei Cochrane Reviews (unabhängige Übersichtsarbeiten überwacht von der Cochrane Collabortation) und in weiteren unabhängigen wissenschaftlichen Veröffentlichungen belegt.

Ferner sollten sich Betroffene darüber im Klaren sein, dass auch die kosmetischen Effekte einer Skolioseoperation mittelfristig nicht immer stabil bleiben (Abb. 5.38).

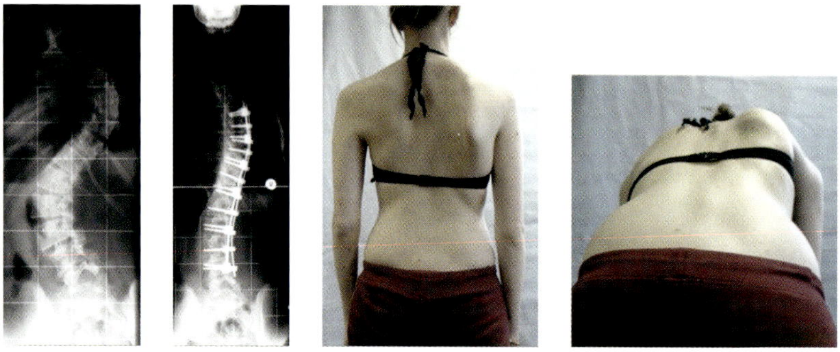

Abb. 5.38 Spätresultat nach Skolioseoperation: Links zeigt siche eine gute Aufrichtung der Seitverbiegung im Röntgenbild. Rechts sieht man, dass der Rippenbuclen fünf Jahre nach der Operation zurückgekehrt ist.

2.2 WELCHE EINSCHRÄNKUNGEN HABE ICH ZU ERWARTEN?

2.2.1 Skoliose und Sport 94

2.2.2 Skoliose und Schwangerschaft 95

2.2.3 Skoliose und Osteoporose 95

2.2.4 Was habe ich im Alter zu erwarten? 96

2.2.5 Skoliose und Psyche 97

2.2 WELCHE EINSCHRÄNKUNGEN HABE ICH ZU ERWARTEN?

2.2.1 Skoliose und Sport

Die generelle Befreiung vom Schulsport ist bei Kindern und Jugendlichen mit Skoliosen nicht begründet. Sportliche Aktivitäten können die Leistungsfähigkeit auch von schulpflichtigen Kindern und Jugendlichen mit Skoliose verbessern.

In einer Studie der Universitätsklinik Münster wurden 150 Patienten mit einer idiopathischen Skoliose untersucht. 100 dieser Patienten mit Skoliose von 10 bis 50 Grad nach Cobb nahmen an allen Aktivitäten im Rahmen des Schul- und Freizeitsports teil. 50 Patienten wurden generell vom Sport befreit. In der Gruppe, welche am Schulsport teilnahm, trat bei 70–75 % der Fälle ebenso wie in der Kontrollgruppe keine weitere Krümmungszunahme auf, obwohl wirbelsäulenstauchende Sportarten nicht ausgeschlossen waren. Die Autoren sprachen sich daher gegen eine generelle Sportbefreiung aus. Ihr Argument, dass die Betroffenen durch die Befreiung vom Schulsport in eine psychologisch ungünstige Außenseiterrolle geraten können, ist bedenkenswert.

Obwohl man generell dazu rät, Korsette während des Schulsports auszuziehen, kann man vielen Freizeitaktivitäten auch im Korsett ohne wesentliche Beeinträchtigung nachgehen. Gerade die neueren, materialreduzierten Korsettvarianten bieten einen größeren Bewegungsspielraum, welcher die Freizeitaktivitäten Jugendlicher kaum mehr behindert (Abb. 6.1).

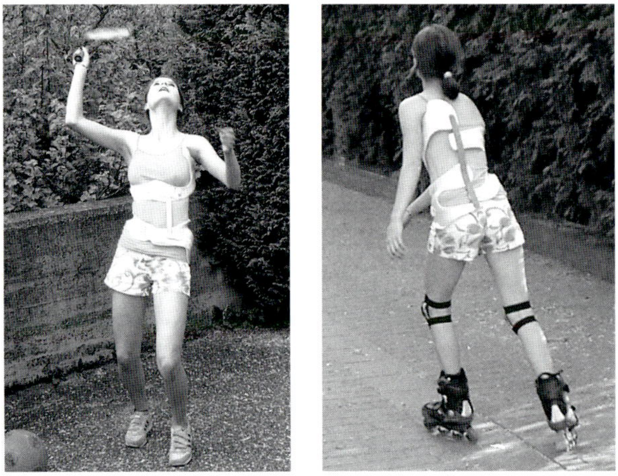

Abb. 6.1 Patientin mit idiopathischer Skoliose im Chêneau-Light-Korsett. Sie fühlt sich durch das Korsett in ihren Freizeitaktivitäten nicht wesentlich eingeschränkt. (© T. F. Müller)

2.2.2 Skoliose und Schwangerschaft

In der Regel wird eine Schwangerschaft die Skoliose nicht negativ beeinflussen. Eine schwedische Untersuchung beweist, dass Patientinnen mit mehreren Schwangerschaften vor dem 23. Lebensjahr verstärkt mit einer Krümmungszunahme zu rechnen haben. Daher gilt die Empfehlung, eine Schwangerschaft vor dem Ende des dritten Lebensjahrzehnts zu vermeiden. Dies betrifft insbesondere Frauen, die mit einem Korsett behandelt worden sind.

Auch eine italienische Studie zeigt keine systematische Krümmungszunahme während der Schwangerschaft. In dieser Studie stellte sich jedoch heraus, dass regelmäßige Krankengymnastik während der Schwangerschaft die Progredienz der Skoliose aufhält. In der Studie waren Frauen, welche keine regelmäßige Krankengymnastik durchführten, nach der dritten Schwangerschaft bei einem Ausgangskrümmungswinkel von mehr als 50 Grad am meisten von einer Krümmungszunahme betroffen.

Vom geburtshilflichen Standpunkt aus sind keine nachhaltigen Auswirkungen einer Skoliose auf Schwangerschaft oder Geburtsvorgang bekannt. Dies trifft jedoch auf operierte Skoliosepatientinnen nicht in allen Fällen zu. Bei einer langen Versteifungsstrecke bis zum Kreuzbein ist die Reaktionsfähigkeit des Beckenringes möglicherweise herabgesetzt.

Vor Planung einer Schwangerschaft sollte dieses Thema sicherheitshalber mit dem ausführenden Skolioseoperateur und dem Frauenarzt besprochen werden, auch wenn nach unserer Kenntnis bislang keine operationsbedingten Geburtshindernisse aufgetreten sind.

2.2.3 Skoliose und Osteoporose

Prinzipiell nimmt mit zunehmendem Alter die Knochendichte ab. Dieser normale Knochenabbauprozess setzt bei allen Menschen entsprechenden Alters ein. Besonders Frauen nach den Wechseljahren sind von Verringerungen des Kalksalzgehaltes betroffen. Demgegenüber steht die Osteoporose, welche mit einer übernormalen Verringerung der Knochensubstanz einhergeht und damit behandlungsbedürftig ist. Erfahrungsgemäß ist die Angst von Skoliosepatienten vor der Osteoporose sehr groß. Häufig wird irrtümlicherweise die normale Verringerung der Knochensubstanz mit der krankhaften Osteoporose gleichgesetzt.

Wenn bei einer Frau ohne Skoliose der Rundrücken in den zehn Jahren nach den Wechseljahren stärker zunimmt, ist dies nicht als krankhafter Prozess anzusehen. Genauso ist ein Fortschreiten einer Skoliose in diesem Alter nicht unbedingt als krankhaft zu betrachten. Es ist ein bekanntes Phänomen, dass sich selbst stabilisierte geringe Verbiegungen in diesem Alter verschlechtern können.

Bei der Behandlung des »Knochenmangels« herrscht Einigkeit darüber, dass der Gebrauch des Achsenorgans, also die tägliche Bewegung, den Knochenabbau maßgeblich bremst. Aus diesem Grunde sind Bewegung im Allgemeinen, Krankengymnastik und stationäre Rehabilitation im Besonderen in diesem Alter zu empfehlen.

Die für den krankhaften Knochenabbau geltenden diätetischen Empfehlungen sind jedoch umstritten. Einerseits wird empfohlen, die Kalziumaufnahme zu verbessern (Ringe 1991, Ziegler 1990) und mehr Milchprodukte zu sich zu nehmen, um den Kalziumbedarf zu decken. Demgegenüber steht die Erkenntnis, dass eine zu hohe Aufnahme von Eiweiß zu einer erhöhten Kalziumausscheidung führt. Dementsprechend dürften die empfohlenen Lebensmittel, welche ja zu einem hohen Prozentsatz aus Eiweiß bestehen, zu einer stärkeren Kalziumausscheidung führen und womöglich am Ende gar nicht helfen.

Einen Hinweis auf diese Problematik gibt eine Studie aus den USA (Freskranich et al. 1977), nach der eine Erhöhung des Milch- oder Käseverzehrs in keiner Weise vor dem Auftreten der gefürchteten Knochenbrüche schützt. Gelegentlich wird gar die Ansicht vertreten, dass Osteoporose durch Milchprodukte ausgelöst werden kann (Runow 1997). In jedem Fall ist bei Milchprodukten auch deshalb Vorsicht angebracht, weil sie im Erwachsenenalter Allergien auslösen können (Pollmer 1997). Andererseits ist belegt, dass bestimmte Nahrungsmittel die Aufnahme von Kalzium aus der Nahrung verschlechtern. Es handelt sich hierbei um phosphathaltige Wurstwaren, Schmelzkäse und Cola-Getränke sowie oxalsäurehaltige Gemüsesorten. Es hat sich herausgestellt, dass die bevorzugte Aufnahme von Cola-Getränken schon im Schulkindalter die Knochenbruchrate erhöht (Petridou et al. 1997).

Die traditionelle chinesische Medizin (TCM) lehnt sowohl die genannten Getränke als auch Milchprodukte zur Behandlung einer Osteoporose ab. Diese Produkte sollen nach den Prinzipien der chinesischen Medizin die »Mitte« (mittlere Erwärmer / Milz-Magen-Funktionskreis) derart unterkühlen, dass Müdigkeit, Konzentrationsstörungen und Verdauungsstörungen die Folge sind (Flaws und Wolfe 1995).

Mittlerweile gibt es wissenschaftliche Belege dafür, dass Skoliosepatienten im Erwachsenenalter eine unterdurchschnittliche Knochendichte aufweisen. Inwieweit dieser Befund Krankheitswert besitzt, ist jedoch noch nicht hinreichend geklärt.

2.2.4 Was habe ich im Alter zu erwarten?

Schmerzen

Diese Frage beschäftigt ebenfalls viele Patienten mit unterschiedlichen Krümmungsstärken. Einerseits wird immer wieder betont, die Skoliose würde mit zunehmendem Alter auch zunehmend Schmerzen verursachen. Diese Annahme ist falsch. *Schmerz und Krümmungswinkel sind nicht voneinander abhängig.* Andererseits besteht ein positiver Zusammenhang zwischen dem Alter und dem Auftreten von Schmerz wie bei

Nichtskoliotikern auch. Bei schmerzfreien Patienten besteht daher keine Operationsindikation zur Vorbeugung zukünftiger Schmerzbeschwerden. Mir sind einige Patienten mit mehr als 100 Grad Krümmung begegnet, welche auch jenseits des 70. Lebensjahres nie Schmerzen hatten, und einige Patienten mit eigentlich geringgradigen Krümmungen und starken, kaum beeinflussbaren Schmerzzuständen.

Herz-Kreislauf-Probleme

Ängste bestehen häufig auch bezüglich Einschränkungen der Herz-Kreislauf-Funktion. Solche Einschränkungen sind möglich. Sie treten i. d. R. nur bei Krümmungen jenseits der 100-Grad-Grenze auf. Bei Krümmungen unter 90 Grad kommt es mit größter Sicherheit nicht zu so schwerwiegenden Einschränkungen der Leistungsfähigkeit. In diesen Fällen gibt es zwar im Herz-Lungen-System Funktionseinschränkungen, die mitunter auch belastend sind, diese können jedoch mit Erfolg konservativ behandelt werden. Die Prognose bezüglich der Einschränkungen der Leistungsfähigkeit im Erwachsenenalter und auch im Greisenalter ist abhängig vom Ort der Krümmung, von Art und Ursprung der Skoliose sowie von einigen anderen Faktoren. Sie kann dementsprechend nur im individuellen Arzt-Patienten-Gespräch ermittelt werden.

Auch bei Betroffenen mit Krümmungen von mehr als 100 Grad müssen die Ängste vor einer verkürzten Lebensspanne abgebaut werden. Die oben angeführten Aussagen gehen auf die Statistiken wissenschaftlicher Untersuchungen zurück. Für den Einzelfall sind sie jedoch nicht immer zutreffend. Es lässt sich allerdings schlussfolgern, dass angesichts der beschriebenen wissenschaftlichen Erkenntnisse bei Krümmungswinkeln von mehr als 90 Grad oder bei Gefahr der Entwicklung einer Krümmung von mehr als 90 Grad eine Operationsindikation besteht.

Abschließend muss betont werden, dass Ängste durch das Gespräch mit den behandelnden Ärzten dringend abgebaut werden müssen. Patienten mit mittelgradigen Verbiegungen sollten nicht fürchten, im Alter hochgradig eingeschränkt oder rollstuhlgebunden zu sein. Dies ist allein aufgrund einer mittelgradigen Skoliose ohne schwere Begleiterkrankungen nicht zu erwarten.

2.2.5 Skoliose und Psyche

Skoliosepatienten erfahren recht unterschiedliche Beeinträchtigungen. Die einen sind von der Diagnose zutiefst deprimiert. Die anderen gehen auf in der Perspektive, selbst etwas gegen die Wirbelsäulenverbiegung tun zu können. In jedem Fall sind die psychischen Reaktionen recht individuell, wie aus den Patientengeschichten zu ersehen ist.

Vor allem im Entwicklungsalter kann eine Skoliose durch die damit verbundenen kosmetischen Veränderungen psychische Probleme mit sich bringen. Aber auch Erwachsene können, selbst wenn nur mäßige Beschwerden und Verkrümmungen bestehen, durch eine Skoliose seelisch stark beeinträchtigt sein. Statistisch lässt sich keine Verbindung zwischen der Schwere einer Wirbelsäulenverbiegung und dem Grad der psychosozialen Beeinträchtigung finden. Viele Patienten mit minimalen Verkrümmungen leiden unter seelischen Beeinträchtigungen, während andere mit sehr schweren Verbiegungen nur geringgradig betroffen erscheinen. In einer Untersuchung zum Thema »Skoliose und Psyche« haben wir herausgefunden, dass unsere Patienten im Jugendalter und im jungen Erwachsenenalter im Vergleich zu einer Kontrollgruppe vermehrt depressiv erschienen. Selbstwert und Lebensfreude waren in der Untersuchung hochgradig vermindert. Dabei war bei den männlichen Studienteilnehmern wider Erwarten die Depressionsrate höher als bei den weiblichen. Selbstwert und positive Lebenseinstellung waren hochgradig reduziert, die Problemorientierung deutlich erhöht. Die Frage, ob diese Veränderungen durch die Skoliose ausgelöst werden oder möglicherweise die Entstehung einer Skoliose gar begünstigen, ist noch nicht geklärt.

2.3 LEITLINIEN: INDIKATION ZUR BEHANDLUNG VON SKOLIOSEN

2.3 LEITLINIEN: INDIKATION ZUR BEHANDLUNG VON SKOLIOSEN

(Stand 6/2016)

Die im Folgenden beschriebene und für Deutschland adaptierte Version der Leitlinie »Indikation zur konservativen Behandlung von Skoliosen« geht auf eingehende Beratungen mit internationalen Spezialisten auf dem Gebiet der konservativen Skoliosebehandlung und auf die im Rahmen der SOSORT-Tagung in Mailand präsentierte Diskussionsgrundlage und 2006 veröffentlichte Originalarbeit zurück (s. Literaturverzeichnis). Die spätere Überarbeitung in der SOSORT von 2011 brachte mehr Komplexität ohne wesentliche inhaltliche Veränderungen, allerdings mit dem Nachteil, dass man den gesuchten Behandlungsweg nur schwer auffinden kann.

Epidemiologie

Die Prävalenz der idiopathischen Adoleszentenskoliose (AIS) mit einer Krümmung von mehr als 10 Grad nach Cobb liegt bei 2–3 %. Eine Krümmung von mehr als 20 Grad tritt bei 0,3–0,5 % der Bevölkerung auf, Krümmungen mit einem Cobb-Winkel von über 40 Grad treten bei weniger als 0,1 % der Bevölkerung auf. Skoliosen anderer Ätiologien sind noch weit seltener als die AIS (Weinstein 1999).

Definition

Unter »Skoliose« versteht man eine seitliche Verbiegung der Wirbelsäule mit Verdrehung von Wirbelsäule und Brustkorb sowie eine Störung des Sagittalprofils (Stokes 2003).

Ätiologie

Die idiopathische Skoliose ist die häufigste Form der Wirbelsäulenverkrümmung. Definitionsgemäß handelt es sich um eine seitliche Wirbelsäulenverkrümmung bei einem ansonsten gesunden Kind. Neben der idiopathischen Skoliose müssen Skoliosen neuromuskulären Ursprungs, kongenitale Skoliosen, Skoliosen bei Neurofibromatose und Skoliosen bei mesenchymalen Störungen (z. B. Marfan-Syndrom) genannt werden. Es gibt noch andere Ursachen für das Entstehen einer Skoliose; diese werden auch von Spezialisten äußerst selten beobachtet (Winter 1995).

Klassifikationen

Aus klinischer Sicht ist der Ort der Deformierung Grundlage für die Klassifikation einer Skoliose. Die Höhe des Scheitelwirbels (d. h. thorakal, thorakolumbal, lumbal oder double major) bildet eine einfache Grundlage für die Beschreibung. King hat 1988 verschiedene Krümmungsmuster aus operativer Sicht klassifiziert. Neuere Berichte weisen jedoch auf eine geringe Reliabilität (Verlässlichkeit) dieser Klassifikation hin. Lenke und Mitarbeiter (1998) entwickelten später ein neues Modell zur klinischen Beschreibung von Skoliosen mithilfe einer Bewertung des Sagittalprofils und einzelner Krümmungskomponenten. Für die konservative Skoliosebehandlung scheint die Klassifikation nach Lehnert-Schroth (funktionelle dreibogige und funktionelle vierbogige Skoliose) von Bedeutung (Lehnert-Schroth 2000).

Ziele der konservativen Behandlung

Hauptziel der Skoliosebehandlung ist das Verhindern einer Krümmungsverschlechterung (Landauer und Wimmer 2003). Weitere wichtige Ziele sind die Verbesserung der Vitalkapazität und die Schmerzreduktion.

Behandlungsmodule der konservativen Skoliosebehandlung

- Das erste Modul der konservativen Skoliosebehandlung wird durch physiotherapeutische Maßnahmen repräsentiert (Méthode Lyonnaise, Side-Shift, Schroth Best Practice Programm™ und andere). Obwohl in der internationalen Literatur konträr diskutiert, gibt es Beweise dafür, dass auch Physiotherapie allein wirksam ist (Negrini et al. 2003).
- Das zweite Modul der konservativen Behandlung ist die Skolioserehabilitation, die sich bei vielen Skoliosezeichen und Skoliosesymptomen sowie Krümmungsverschlechterungen als wirksam erwiesen hat (Weiß, Weiß und Petermann 2003). Die neusten Konzepte der Skolioserehabilitation werden mittlerweile ambulant und auch stationär getestet. Erste positive Ergebnisse liegen bereits vor.

  Mittlerweile gibt es eine randomisierte Untersuchung aus der Türkei (Kuru 2015), welche klar belegt, dass die neusten Weiterentwicklungen des Schroth Konzepts ambulant hoch wirksam sind und somit stationäre Rehabilitationsmaßnahmen weitgehend überflüssig machen.
- Die Korsettbehandlung ist wirksam bei der Prävention von Krümmungsverschlechterungen (Nachemson et al. 1995, Grivas et al. 2003, Weinstein und Mitarbeiter 2013), des Weiteren gibt es Wirksamkeitsnachweise in Bezug auf die Verringerung der Operationsrate (Rigo, Reiter und Weiß 2003) sowie die Wiederherstellung des Seitprofils (Rigo 1999). Die Vorhersage des Endresultats einer Korsettbehandlung scheint bei Berücksichtigung des primären Korrektureffekts in gewissen Grenzen möglich (Landauer et al. 2003).

Systematische Anwendung der Behandlungsmodule bezogen auf Cobbwinkel und Reifezeichen

Das hier zitierte Risser Zeichen ist auf dem Röntgenbild im Bereich des Beckenkamms anhand der Entwicklung der Wachstumsfuge abzulesen. Das Restwachstum kann auf einer Röntgenaufnahme der linken Hand bestimmt werden. Beides wird der behandelnde Arzt zur Prognoseerstellung in vielen Fällen benötigen und in diesem Rahmen auch erklären.

I. Kinder (ohne Reifezeichen), Alter 6–10 (bei Jungen 6–12) Jahre

a. Cobb-Winkel < 20 Grad: Beobachtung (6 – 12 Monatsintervalle)

b. Cobb-Winkel 20 – 25 Grad: ambulante Physiotherapie mit behandlungsfreien Intervallen

c. Mehr als 25 Grad: ambulante Physiotherapie, ggf. Rehabilitation und Korsett (Teilzeit 12–16 Stunden [geringes Risiko, geringere Erfolgsaussicht])

II. Kinder und Jugendliche, Risser 0–3, erste Reifezeichen (mehr als 2 % Restwachstum)

a. Progressionsrisiko weniger als 50 %: Beoabachtung (3 Monatsintervalle)

b. Progressionsrisiko 50 %: ambulante Physiotherapie

c. Progressionsrisiko 60 %: ambulante Physiotherapie, ggf. Rehabilitation + relative Korsettindikation (16–23 Stunden – geringeres Risiko)

d. Progressionsrisiko 80 %: ambulante Physiotherapie, ggf. Rehabilitation + absolute Korsettindikation (23 Stunden – hohes Risiko)

Der prognostischen Risikoabschätzung liegt die Kalkulation von Lonstein und Carlson (1984) zugrunde (Abb. 7.1).

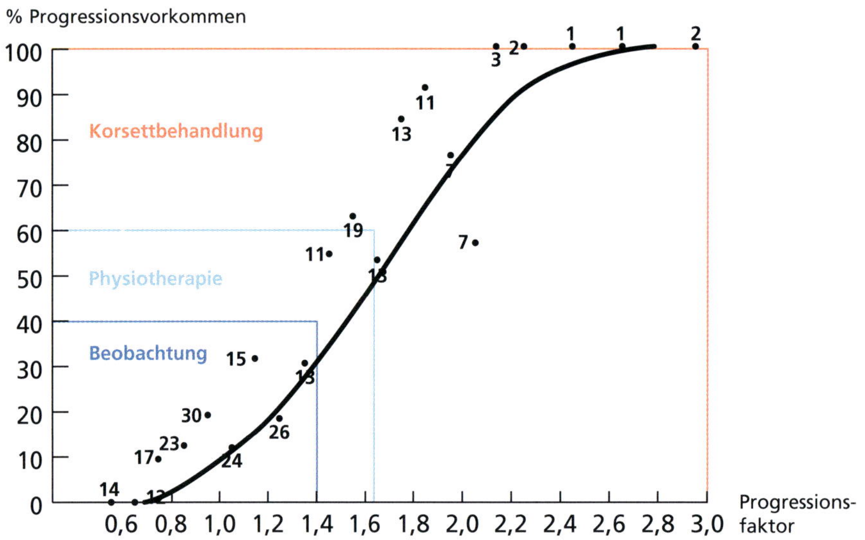

Abb. 7.1 Die Grafik zeigt das Vorkommen der Progression entsprechend dem Progressionsfaktor, berechnet aus der Formel:

$$\frac{\text{Cobb-Winkel} - (3 \times \text{Risser-Zeichen})}{\text{chronologisches Alter}}$$

(nach Lonstein und Carlson 1984)

III. Kinder und Jugendliche ab Risser 4 (weniger als 1 % Restwachstum)

a. Weniger als 30 Grad Cobb: Beobachtung (6–12 Monatsintervalle)

b. 30–35 Grad Cobb: ambulante Physiotherapie

c. Mehr als 35 Grad Cobb: ambulante Physiotherapie, ggf. Rehabilitation + Korsett (Teilzeit, ca. 16 Stunden ausreichend [geringeres Risiko, geringere Erfolgsaussicht])

d. Zur Korsettabschulung: ambulante Physiotherapie, ggf. Rehabilitation + Korsett in reduzierter Tragezeit

IV. Ab Risser 5 (weniger als 0,5 % Restwachstum)

a. Mehr als 35 Grad Cobb: ambulante Physiotherapie

b. Mehr als 45 Grad Cobb: ambulante Physiotherapie, ggf. Rehabilitation.

V. Erwachsene mit einem Cobb-Winkel > 45 Grad

Ambulante Physiotherapie, ggf. Rehabilitation

VI. Jugendliche und Erwachsene mit Skoliosen (mehr als 20 Grad Cobb) und chronifiziertem Schmerz

Ambulante Physiotherapie, ggf. Rehabilitation mit einem speziellen Schmerzkonzept (multimodales Schmerzkonzept / verhaltenstherapeutisches Konzept + Physiotherapie)

Bei Knaben ist die Prognose insgesamt günstiger. Die prognostische Abschätzung und die Indikationsstellung beziehen sich auf das Hauptindikationsgebiet idiopathische Skoliose, bei anderen Skolioseformen kann analog verfahren werden, es sei denn, es handelt sich um prognostisch deutlich schlechtere Bedingungen, wie z. B. bei Patienten mit neuromuskulären Skoliosen im Rollstuhl. Bei Patienten mit nach dieser Leitlinie günstiger Prognose kann bei deutlicher Deformierung eine konservative Behandlung auch zur Reduktion des psychologischen Stresses indiziert sein.

Diese Leitlinie wurde zur regelmäßigen Anwendung bei der Skoliosebehandlung erstellt, unter der Annahme, dass die hier aufgeführten Indikationsgrenzen als Minimalanforderungen betrachtet werden. Skoliosespezialisten können jedoch aus berechtigtem Grund Ausnahmen machen. Ausnahmen sollten z. B. möglich sein bei:

- schwerer Dekompensation,
- schweren sagittalen Abweichungen mit strukturellen Lumbalkyphosen,
- lumbalen, thorakolumbalen und lumbosakralen Krümmungskomponenten, beispielsweise bei Double-major-Skoliosen mit dysproportionaler Rotation im Vergleich zum Cobb-Winkel sowie einem hohen Risiko für die zukünftige Instabilität der kaudalen Übergangszone (Drehgleiten).

Begriffsdefinitionen

Physiotherapie: Physiotherapie ist im Hauptwachstumsschub nur relativ indiziert. Da bei Patienten im Hauptwachstumsschub ohne Behandlung ca. 30 % ohne Verschlechterung bleiben, nach mehreren stationären Behandlungen (nach Ergebnissen von Ende der 1980er-Jahre) 50 %, bei Behandlung mit dem Boston-Korsett ohne Physiotherapie 70 % und mit dem alten Chêneau-Korsett 80 %, ist die Korsettversorgung absolut und vorrangig indiziert (Abb. 7.2). Außerhalb des Hauptwachstumsschubes kann Physiotherapie jedoch auch alleine sinnvoll sein.

Für die heutigen stationären Maßnahmen spricht im Hauptwachstumsschub einzig und allein der psychologische Effekt, für Skoliosepatienten mit Schmerzen oder Lungenfunktionsstörungen sind stationäre Rehabilitationsmaßnahmen vorrangig. Bei günstiger Prognose oder bei Korsettbehandlung reichen oftmals zwei bis drei 90-minütige Einheiten oder eine ambulante Kurzrehabilitation aus, um die für das Heimübungsprogramm nötigen Fertigkeiten zu erwerben. Dies setzt jedoch eine gute Qualität der Therapiemaßnahmen und die Anwendung der aktuellsten Methoden voraus.

Die stationäre Rehabilitation ist für Patienten mit chronifizierten Beschwerden vorgesehen.

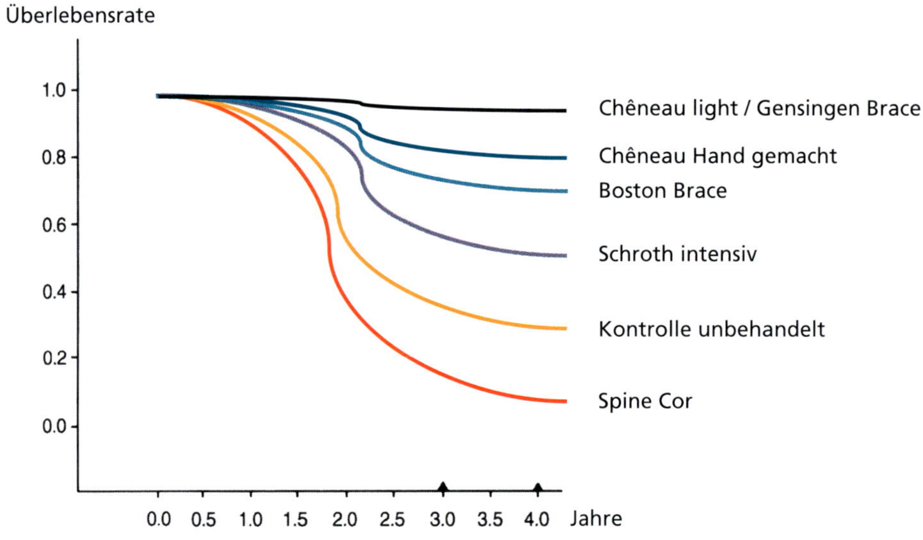

Abb. 7.2 Survival-Analyse (»Überlebensrate« = statistische Bezeichnung für die Zahl der nicht progredienten Fälle) unterschiedlicher Behandlungsverfahren im Hauptwachtumsschub. Die »survival proportion« beschreibt den Anteil der nicht progredienten Fälle, also der Fälle ohne Krümmungszunahme. Ohne Behandlung 0,3 (30 % ohne Krümmungszunahme), Schroth Intensiv stationär 0,5 (50 % ohne Krümmungszunahme), Boston-Korsett ohne Physiotherapie in den USA 0,7 (70 % ohne Krümmungszunahme), Chêneau-Korsett nach Gipsabdruck, Standard 1999, teils mit Physiotherapie (80 % ohne Krümmungszunahme), Chêneau-Gensingen-Korsett CAD / CAM (ca. 90 % ohne Krümmungszunahme).

Korsett: Im Gegensatz zu mittelmäßigen Korsetten (Boston Brace: 70 % nicht progredient) ist für das alte Chêneau-Korsett (Stand 1999) eine Erfolgsquote von 80 % nachgewiesen (s. Abb. 7.2). Nach neuesten Erkenntnissen liegt die Erfolgsquote bei den Korsetten neuester Bauart bei weit über 90 %, wobei bei voller Tragezeit und deutlichem Restwachstum eine Verbesserung des Krümmungswinkels die Regel ist.

Die Kurzkonzepte der Skolioserehabilitation werden mittlerweile ambulant und auch stationär getestet. Erste positive Ergebnisse liegen bereits vor. Bei den neuesten alltagsbezogenen Konzepten (Schroth Best Practice Programm™) geht es mehr um eine Veränderung der Haltungsgewohnheiten im Alltag. Wenn nach einer kurzen Rehabilitationszeit gelingt, das neue korrigierte Haltungsmuster zu automatisieren, kann auf eine weitere Physiotherapie verzichtet werden. Somit würde dieses Programm die Patienten am wenigsten beeinträchtigen.

2.4 SCHLUSSWORT

2.4 SCHLUSSWORT

Im Mittelpunkt der Betrachtungen dieses Ratgebers steht die Skoliose unbekannter Ursache, die wir »idiopathisch« nennen. Viele Informationen und Aussagen können auch auf Skoliosen bekannter Ursache übertragen werden. Die Skoliosen bekannter Ursache sind jedoch derart selten und ihre Ursachen so vielfältig, dass sie in einem solchen Ratgeber nicht systematisch beschrieben werden können. Dementsprechend muss die Beratung in diesen Fällen die individuellen Gegebenheiten berücksichtigen. Aus diesem Grunde verbieten sich generelle Aussagen hierzu. Allerdings gilt auch für nichtidiopathische Skoliosen, dass sie sich in Zeiten vermehrten Knochenwachstums verschlechtern und bei Skoliosen von mehr als 90 Grad im Brustkorbbereich Herz-Kreislauf-Probleme entstehen können.

Die idiopathischen Skoliosen (70–90 %) bergen in den wenigsten Fällen größere gesundheitliche Risiken. Es ist zwar so, dass die Leistungsfähigkeit im Erwachsenenalter bei größeren Verbiegungen herabgesetzt sein kann. Sie lässt sich jedoch durch stationäre Rehabilitationsmaßnahmen in einem geeigneten Zentrum wieder verbessern. Eine Krümmungsverschlechterung lässt sich auch bei größeren Krümmungen durch gezieltes Vorgehen bis zu den Wechseljahren meistens aufhalten.

So kann ich hoffentlich mit diesem Buch mein Ziel erreichen, einerseits meinen Leserinnen und Lesern Behandlungsnotwendigkeiten aufzuzeigen, andererseits die Sachlage klar und ohne Übertreibungen darzustellen, sodass verständliche Ängste beseitigt werden können. Insgesamt soll dieser Ratgeber auch für Krankengymnasten und Orthopädietechniker eine Unterstützung sein, damit sie bei ihren Behandlungen Ängste ihrer Patienten mindern und ihre Maßnahmen selbstbewusst vertreten können.

Ein ausgedehntes Literaturverzeichnis ist im Rahmen eines Ratgebers nicht üblich. Es ist sicherlich auch nicht notwendig, dass interessierte Laien Fachliteratur lesen. Für Betroffene kann es aber hilfreich sein, zu wissen, dass bestimmte Aussagen durch eine Vielzahl wissenschaftlicher Untersuchungen unterstützt werden. Deshalb habe ich im Anhang die diesem Buch zugrunde liegende Literatur aufgelistet. Ich hoffe, dass das reichhaltige Literaturverzeichnis dabei hilft, Verunsicherungen zu vermeiden.

Dank sagen möchte ich den vielen Patienten, welche mich durch ihre Fragen zu der Erstellung dieses Ratgebers motiviert haben. Vielen herzlichen Dank vor allem auch denjenigen Patienten, die diesen Ratgeber schon im Vorfeld kritisch durchgearbeitet und dadurch wertvolle Hilfestellung geleistet haben. Danken möchte ich Herrn Prof. Dr. Halm für seine kritischen Hinweise sowie für die überlassenen Fotos von operierten Skoliosepatienten.

3 Anhang

ANHANG 110
LITERATUR 119

GEBRAUCHSANWEISUNG FÜR SKOLIOSEKORREKTUR-ORTHESEN VOM CHÊNEAU-TYP FÜR SKOLIOSEN IM WACHSTUMSALTER

Sonderanfertigung

Liebe .... ,

Du hast von deinem orthpädietechnischen Fachbetrieb eine für dich individuell hergestellte Skoliosekorrekturorthese erhalten. Bitte lies die vorliegende Gebrauchsanweisung aufmerksam durch, sie enthält viele wichtige Informationen und Sicherheitshinweise. Für weitere Fragen steht dir unser Team gerne zur Verfügung.

Wichtige Informationen zu deiner Skoliosekorrekturorthese

Einsatz und Einschränkung des Gebrauchs

Deine Skolioseorthese dient zur Korrektur deiner skoliotisch (dreidimensional) veränderten Wirbelsäule. Sie übt an bestimmten Körperstellen mit Pelotten Druck aus, dem in die gegenüberliegenden Freiräume ausgewichen werden muss. Zusammen mit deinen Übungen soll dein Korsett die verformte Wirbelsäule aufrichten und die Rumpfstatik verbessern. Tragekomfort und Tragedauer deiner Skoliosekorrekturorthese hängt ganz wesentlich von Stärke, Form und Lage deiner Skoliose, aber auch von deiner Mitarbeit ab. Welches Therapieergebnis du mit deiner Skolioseorthese erreichst, wird von deinem individuellen Krankheitsbild und deiner Gesamtkonstitution beeinflusst. Ob begleitende therapeutische Maßnahmen (z. B. Krankengymnastik) deine Leistungsfähigkeit unterstützen können, besprich bitte mit deinem behandelnden Arzt, ebenso die tägliche Tragezeit.

Deine Skoliosekorrekturorthese soll grundsätzlich zu jeder Zeit beschwerdefrei sitzen. Übermäßiger Druck oder Scheuerstellen können zu Komplikationen führen.

Wende dich bei allen Problemen mit deiner Skoliosekorrekturorthese an deinen orthopädietechnischen Fachbetrieb!

Um Funktion und Sicherheit deiner Skoliosekorrekturorthese zu erhalten, ist sie sorgfältig zu behandeln. Jede Art von Überbelastung oder unsachgemäßer Handhabung kann zu Funktionseinschränkungen oder Materialbrüchen führen. Deine Korrekturorthese ist ausschließlich für das mit deinem Arzt festgelegte Einsatzgebiet konzipiert.

Sportliche Aktivität ist durchaus erwünscht, die Auswahl der Sportarten und die diesbezügliche Vorgehensweise mit der Skolioseorthese sind jedoch unbedingt mit deinem Arzt zu besprechen, da deine Skoliosekorrekturorthese nicht für alle Sportarten geeignet ist. Die Benutzung in Süß- und Salzwasser und der Kontakt mit Säuren, Laugen und Lösungsmitteln ist ebenfalls zu vermeiden. Ausnahme: Die Orthese ist als »wasserfest« bezeichnet und ausdrücklich für die Reinigung mit Wasser, sowie Duschen und Schwimmen freigegeben.

Von der Benutzung der Skolioseorthese bei hohen Temperaturen, z. B. in der Sauna, ist abzusehen, da es dabei zu Verbrennungen der Haut durch aufliegende Metallteile kommen kann. Hohe Temperaturen führen zum Verlust der Passform der Kunststoffteile.

Beschreibung der Einzelbestandteile/des Zubehörs

Eine Skolioseorthese nach Chêneau besteht aus einem starren Material, das den Rumpf umfasst und vorne zu schließen ist. Weiterhin befinden sich je nach Skolioseart in unterschiedlichen Positionen Pelotten, die einen Korrekturdruck bewirken. Gegenüber diesen Druckpelotten sollten sich Freiräume befinden, in die dein Körper ausweichen kann.

Medizinisch-therapeutische Aspekte

Abhängig von deiner Gesamtkonstitution und eventuell vorhandenen Begleiterkrankungen können im Einzelfall gelegentlich Komplikationen bei deiner Skolioseversorgung auftreten. Such bei allen Problemen mit deiner Orthese deinen orthopädietechnischen Fachbetrieb auf.

Deine Skoliosekorrekturorthese umfasst den Rumpf zirkulär und richtet durch korrigierende Pelotten in unterschiedlichen Ebenen die verformte Wirbelsäule wieder auf. Mit jedem Einatmen musst du dich in diese Freiräume bewegen, um die passive Korrektur zu unterstützen. Um einen optimalen Korrekturerfolg zu erzielen, ist regelmäßige Krankengymnastik sinnvoll. Dein Arzt kann dir weitergehende Hinweise zum Muskeltraining geben.

Deine Skoliosekorrekturorthese ist Teil eines Therapiekonzeptes und kann nur mit deiner vollen Mitarbeit optimale Wirkung haben. Die Einhaltung der täglichen Tragezeit, die Durchführung der physiotherapeutischen Übungen unter Aufsicht und das tägliche Üben zu Hause sind Bausteine der wissenschaftlich anerkannten Maßnahmen, die zum Erfolg beitragen.

Über das Maß der allgemeinen Körperpflege hinaus besteht die Notwendigkeit, die Haut besonders im Bereich der Pelotten gut zu beobachten. Durch den dauernden Korrekturdruck der Pelotten kann es zu Veränderungen der Hautfarbe (Rötung) kommen. Eine dunkelrote bis bläuliche Verfärbung oder eine offene Hautstelle ist jedoch nicht akzeptabel. Um deine Haut speziell in solchen Druckzonen abzuhärten, kannst du diese Bereiche mit hautgerbenden Mitteln wie PC 30 (über dein Sanitätshaus zu beziehen) einreiben. Nach dem Duschen oder Baden muss die Haut wieder komplett trocken sein, bevor du deine Skolioseorthese wieder anziehst.

Cremes sollten generell vermieden werden, da sie die Haut aufweichen und somit weniger widerstandsfähig gegen den Druck machen. Benutze keinen Körperpuder, denn Puder reibt die Haut unter den Pelotten auf und trocknet sie zusätzlich aus. Der direkte Kontakt von Ledermaterialien mit verletzter Haut ist unbedingt zu vermeiden.

Handhabung / Funktionsweise / Korsettanschulung / Risiken

An- und Ausziehen der Skoliosekorrekturorthese

Insbesondere bei einer Neuversorgung muss der Umgang mit der Skolioseorthese erlernt werden. Das An- und Ausziehen muss trainiert werden.

Deine Orthese wird nicht direkt auf der Haut getragen, sondern auf einem engen T-Shirt oder einem Korsetthemd. So wird sich bildende Feuchtigkeit unter dem Korsett besser gebunden bzw. abgeleitet. Achte darauf, dass das Unterhemd unter der Orthese faltenfrei anliegt, um unnötige Druckstellen zu vermeiden. Noch besser geeignet sind spezielle Korsetthemden ohne Naht, die mit Ärmeln angeboten werden. Frag im Bedarfsfall deinen Orthopädietechniker.

Da deine Skolioseorthese eventuell mit einer Bauchanlage die Lendenwirbelsäule und das Becken in eine bestimmte Position bringt, ist es ratsam, sie in Rückenlage mit leicht angewinkelten Beinen zu verschließen. In dieser Position ist das einfacher. Bitte zieh die Gurte / Verschlüsse jedoch nicht maximal fest, da die inneren Organe im Stand mehr Platz benötigen und die Orthese dann zu eng sein wird. Zum Aufrichten rollst du dich auf die Seite und stützt dich mit den Armen bis zum aufrechten Sitz hoch.

Tragedauer

Die für dich angefertigte Skolioseorthese soll, wenn vom Arzt nicht anders verordnet, täglich getragen werden. Die tägliche Tragezeit richtet sich nach der Gradzahl und der Festigkeit deiner Skoliose und nach deiner momentanen Wachstumsgeschwindigkeit. Grundsätzlich gilt für Skolioseorthesen, dass sie 23 Stunden (eine Stunde für die Körperpflege) täglich getragen werden sollen.

Korsettanschulung

Wenn nach der Erstanprobe die ersten Veränderungen zur Verbesserung des Tragekomforts durchgeführt worden sind, soll das Korsett so lange wie möglich getragen werden. Die Tragezeit von 23 Stunden täglich sollte so schnell wie möglich erreicht werden.

TIPP: Nach dem Essen kann das Korsett für ca. 20–30 Minuten etwas geöffnet, sollte aber nicht abgelegt werden. Danach wird das Korsett wieder korrekt geschlossen.

Risiken

Die starre Korsettkonstruktion hindert dich an bestimmten Bewegungen. Wegen der auf den Körper einwirkenden Korrekturkräfte lässt sich dies allerdings nicht vermeiden.

Deine Skoliosekorrekturorthese wird unter der Oberbekleidung getragen. Daher kann es besonders an den Kanten der Orthese zu stärkerem Verschleiß der Kleidung durch Reibung kommen, und vermehrte Schweißbildung kann zu Hautreizungen unter der Orthese führen. Such bitte bei Hautveränderungen deinen Orthopädietechniker oder deinen Arzt auf.

Deine Skolioseorthese ist eine Korsettversorgung, die während des Wachstums verordnet wird und eine stete Korrektur bewirkt. Durch eben diese Korrektur und das normale Längen- und Breitenwachstum des Körpers kann es durchaus vorkommen, dass die Orthese zu klein wird oder die Pelotten nicht mehr an der korrekten Position sitzen. Beobachte Pelottenlage und -druck ebenso wie deine Körpergröße, und setz dich mit deinem Orthopädietechniker in Verbindung, sobald eine Änderung auftritt!

Den verwendeten Materialien für deine Skolioseorthese wurde besondere Aufmerksamkeit geschenkt. Sie sind entsprechend auf Hautverträglichkeit geprüft worden. Sollten trotzdem Hautveränderungen auftreten, suche rechtzeitig deinen Arzt auf. Da deine Korsettversorgung aus Kunststoff, eventuell auch aus Metall und Leder besteht, darf sie keiner offenen Flamme oder starker Hitze ausgesetzt werden. Es besteht Brandgefahr und die Gefahr des Formverlusts.

Andere medizinisch bedeutsame Risiken sind äußerst selten. In einem Fall ist es zu einer tiefen Beinvenenthrombose gekommen, welche mit Marcumar behandelt werden musste. Dies war sicherlich nicht nur darauf zurückzuführen, dass der vordere untere Korsettrand in die Leiste gedrückt hat. Es müssen andere Faktoren hinzukommen (Grunderkrankungen, extreme Austrocknung nach längerer sportlicher Aktivität oder Ähnliches), damit unter Korsettversorgung eine Beinvenenthrombose auftreten kann. Allein durch die Korsettversorgung ist eine solche Komplikation nicht zu erwarten.

Neben wachstumsbedingten Krümmungsmusteränderungen, die durch die regelmäßigen vierteljährlichen Routinekontrollen ausgeschlossen werden müssen, gibt es auch seltene korsettbedingte kosmetische Komplikationen. In seltenen Fällen kann die Brustentwicklung beeinträchtigt werden, wenn bei bestehendem Brustwachstum der Korsettrand unterhalb der Brust die Brustdrüse länger als vier Wochen eindrückt. Anzumerken ist, dass solche Komplikationen höchst selten sind. Bei bislang über 30.000 abgenommenen oder beurteilten Korsetten wurde die Komplikation einer Brustdeformität vom Autor nur fünfmal beobachtet! Diese Fälle wären vermeidbar gewesen, wenn die betroffenen Patientinnen darauf geachtet hätten und/oder die Routinekontrollen regelmäßig in der vorgesehenen Weise wahrgenommen hätten.

Reinigung und Desinfektion der Orthese

Deine Skolioseorthese bedarf wie andere Kleidungsstücke auch einer regelmäßigen Reinigung, auch um unangenehme Gerüche zu vermeiden. Die Kunststoff- oder Metallteile können mit Wasser und Seife abgewaschen werden. Lederteile sollten von Zeit zu Zeit vorsichtig mit einem feuchten Lappen abgerieben werden. Waschen trocknet das Leder aus und führt zu Materialbruch.

Eine Desinfektion der Orthese ist im Regelfall nicht notwendig, bei offenen oder nässenden Wunden allerdings von Zeit zu Zeit anzuraten. Hier reicht das Einsprühen der Kontaktflächen mit 70 %iger Isopropanollösung, 3 %iger Wasserstoffperoxidlösung oder anderen handelsüblichen Desinfektionsmitteln aus. Ein Ausbleichen von farbigen Korsetten, Klettverschlüssen etc. durch die Desinfektion ist möglich. Ebenso wird eine Lederpelotte durch Desinfektionsmittel ausgetrocknet.

Inspektion und Wartung

Zur Erhaltung von Passform und Funktion muss deine Skolioseorthese regelmäßig kontrolliert werden. Bitte halte das angegebene Wartungsintervall auf jeden Fall ein. Wenn die vorgesehenen Wartungsintervalle von dir nicht eingehalten werden, ist die Haftung des orthopädietechnischen Fachbetriebs bei Schadensfällen eingeschränkt und kann ggf. ganz entfallen. Die Haftung erstreckt sich ausschließlich auf das Produkt in der von uns abgegebenen Form und sich nur auf Leistungen, die vom orthopädietechnischen Fachbetrieb vorgenommen wurden.

Entsorgung und Umweltschutz

Im Sinne unserer Aktivitäten für den Umweltschutz bitten wir dich, deine Skolioseorthese zur Entsorgung im orthopädietechnischen Fachbetrieb abzugeben.

Sonstige Bemerkungen

Lebensdauer des Korsetts
Wie lange du dein Korsett tragen kannst, hängt von deinem individuellen Längen- und Breitenwachstum ab.

Wartungsintervall
Nach Rücksprache mit deinem Arzt, in der Regel drei Monate.

In Anlehnung an die Vorgaben des Bundesverbandes Orthopädietechnik

Deine orthopädische Fachwerkstatt:

SKOLIOSEGESCHICHTE NR. 6 IM ENGLISCHEN ORIGINAL

I still remember it ever so clearly, imprinted in my memory. December 2008. When I saw Dr Hans Rudolf Weiss for the very first time. This is a day that can not easily be forgotten, a day with much significance. A day which changed my life.

I came to Dr. Weiss as a late developing 12 year old girl, with a scoliosis of approximately 35 degrees that was rapidly increasing. He told me not to worry, because a spinal brace worn 23/d would be able to put a halt to the progression of the curvature, and correct it to an extent. Hearing this I was drowned in an ocean of emotions – largely happiness, uncertainty and fear. Would this alternative solution really work? Does this man know what he's doing? Will my life be different wearing this brace for the next couple of years, 23/d? The answer to all of my initial questions is yes. This wave of sensations triggered the response of tears. Tears which were empty and had no meaning. I can quote Dr. Weiss, who had quite obviously observed this reaction many times before as he said – »mark my words child, once you have matured, those tears will be nothing but the tears of joy.« The man was right. Two and a half years later I am writing this. And yes. Yes I did experience those tears of joy. But how did I end up in this rewarding position?

The moment I stepped out of the patients room, I realized that it was me, and me alone on a journey along an unknown road. I knew where the start was, and where the final destination would hopefully be. I did not know how long it would take, or how it would impact on my life. There was much help and support by my side from friends, family and professionals, however, in the end it comes down to you and the decisions you make. I am not going to lie – there were several bumps along this road, and some aspects of it were more pleasurable than others. I walked down this road and took it step by step. From the start I was aware of the different places my journey could end depending on how I coped with my scoliosis. Obviously, pure out of human nature, I strived for the best possible final destination. The best possible result. In order to achieve this desired outcome, I had to do everything in my ability, as I knew it would not come naturally.

This is a story about my journey of living with scoliosis. My name is Sanne, and I am an average New Zealand girl who likes the outdoors, surfing, hanging out with friends, and playing tennis. Life was good. And remained good, much to my surprise. When I was 12, I had a 15 degree curve which progressed to a double curve of 25 degrees at the bottom and 20 degrees at the top, in a period of just 6 months. I then started an intense exercise scheme for the next 3 months, 4 times per week. By now I was 12 and three quarters and my curvature had increased to 30 degrees at the bottom and 35 degrees at the top. The intense exercise programme had obviously not worked, and I was running out of options apart from the operation. My mother then went online and found the help I needed in Germany from Dr. Weiss. The specialists in New Zealand advised us against going there as they do not so much believe in bracing and exercising methods to correct scoliosis. Thanks to my mothers stubbornness, she insisted we buy plane tickets to Germany that very same day. I went to Germany at the age of 12 and 10 months over the christmas period. We soon saw Dr. Weiss which takes me back to my first encounter with him, when he told me about wearing the Cheneau-lite brace until I had fully matured. At the time I believed that my world had turned upside down and collapsed. But just like most things – it wasn't nearly as bad as it seemed. After a month, I left back for New Zealand with a well fitting brace, a exercise routine and a whole new positive attitude towards correcting my scoliosis.

Once I got back it took a me a couple of weeks to get used to living in this brace. I still went to the beach and did what I would normally do over the summer. Then came my first day at high school which was nerve racking enough by itself, but with a brace my nervousness doubled. And once again – it was not as bad as I had imagined. My school uniform fitted perfectly with my brace, and it wasn't noticable for other to see that I was wearing a brace. To be completely honest – I was extremely self concious of my brace as it made me »different« to the rest. I heard many stories about teenagers who showed off their back braces in and out of school. I absolutely respected those people, and wished that I had the guts to do the same.

Instead I covered it all up. In fact, I was so concious about my brace I only told 3 of my close friends who kept it secret. The Physical Education teacher was the only other person at school who knew. No one else ever noticed me wearing a back brace, over a period of one and a half years. I still wonder how people could not have noticed – perhaps because no one expects it as they have never heard of a back brace before, or perhaps they seemed more absorbed in their own world, or maybe I just made a bigger deal of it than it really was inside my head? Most teenagers have an obsession with appearance, but that was not so much my reason for covering up my brace. My biggest fear was that people would find out and treat me differently – as though I had a handicap. Now from experience I know that his would not have happened, yet I do believe that it is best if one tells the world about their scoliosis only if they are comfortable with the concept – remember, nobody is perfect and everyone has their differences. Of course I had to make several adaptations to my normal life by wearing this brace, but they were minimal. Like a drop of water in a lake. The drop of water being the few short term changes, and the lake being a whole lifetime. So after about half a year of wearing my brace full time I went back to Germany to get my brace adjusted, and then I went back yet again, a year after that at the age of 14 and a half. This is when I gradually started wearing my brace less over the winter period and in 6 months, by the time it was summer (end of 2010) I was down to wearing my brace only at night. I saw Dr. Weiss for what may have been the last time ever in July 2011. He said I no longer had to wear my brace – not even at night as I had matured. My spine is back to 15 degrees at the bottom and 20 degrees at the top.

What a beautiful closure. Doctor Weiss is a man who speaks the truth. This is the moment the tears of joy were provoked. For me it was a very hard goodbye. I did not only say goodbye to Dr. Weiss and the brace maker Mr. Werkmann, but also to my brace – the thing that significantly improved my life. I still don't know why it was so hard letting go of my brace – as though I was leaving behind part of myself. Literally. Wearing this brace is the best decision I have ever made and it worked out better than expected. Now I have a relatively straight spine without any pain – and I owe it all to Dr. Weiss. Someone who changes many lives, and does it from his heart, not for the money. So I guess my journey ends here, in a small German village. More than 18.000 kilometers from home. My final destination has been reached.

Lots of love from »Down Under«
Sanne

LITERATUR

Appelgren G., Willner S. (1990) *End vertebra angle – A roentgenographic method to describe a scoliosis. A follow-up study of idiopathic scoliosis treated with the Boston brace.* Spine 15: 71–74

Bettany-Saltikov J, Weiss HR, Chockalingam N, Taranu R, Srinivas S, Hogg J, et al. *Surgical versus non-surgical interventions in people with adolescent idiopathic scoliosis.* Cochrane Database Syst Rev. 2015;4:CD010663.

Borysov M., Borysov A. (2012) *Scoliosis short-term rehabilitation (SSTR) according to »Best Practice« standards – are the results repeatable?* Scoliosis 7(1): 1, DOI: 10.1186/1748-7161-7-1

Cheuk D. K., Wong V., Wraige E., Baxter P., Cole A. *Surgery for scoliosis in Duchenne muscular dystrophy.* Cochrane Database Syst Rev. 2015;10:CD005375.

Dangerfield P. H. (2003) *Klassifikation von Wirbelsäulendeformitäten.* In: H. R. Weiß: Wirbelsäulendeformitäten. Konservatives Management. S. 78–83, Pflaum, München

Danielsson A. J., Wiklund I., Pehrsson K., Nachemson A. L. (2001) *Health-related quality of life in patients with adolescent idiopathic scoliosis: a matched follow-up at least 20 years after treatment with brace or surgery.* Eur Spine J 10: 278–288

Danielsson A. J., Nachemson A. L. (2001) *Radiologic findings and curve progression 22 years after treatment for adolescent idiopathic scoliosis.* Spine 26(5): 516–552

Flaws B., Wolfe H. L. (1995) *Das Yin und das Yang der Ernährung. Das Handbuch der chinesischen Ernährungslehre.* 3. Auflage., Scherz, Bern, München, Wien

Freskanich D., Willett W. C., Stampfer M. J., Golditz G. A. (1977) *Milk, dietary calcium, and bone fractures in women: a 12-year prospective study.* Am J Public Health 1997 Jun 87(6): 992–997

Glassman S. D., Bridwell K., Dimar J. R., Horton W., Berven S., Schwab F. (2005) *The impact of positive sagittal balance in adult spinal deformity.* Spine 30(18): 2024–2029

Grivas T. H., Vasiliadis E., Chatziargiropoulos T. H., Polyzois V. D., Gatos K. (2003) *The effect of a modified Boston brace with anti-rotatory blades on the progression of curves in idiopathic scoliosis: aetiologic implications.* Pediatric Rehabilitation 6(2–3): 237–242

Hawes M. (2006) *Impact of spine surgery on signs and symptoms of spinal deformity.* Pediatr Rehabil. 9(4): 318–339

Landauer F., Wimmer C., Behensky H. (2003) *Estimating the final outcome of brace treatment for idiopathic thoracic scoliosis at 6-month follow-up.* Pediatr Rehabil. 6(3–4): 201–207

Lehnert-Schroth Ch. (2000) *Dreidimensionale Skoliosebehandlung.* 6. Aufl., Urban und Fischer, München

Lonstein J. E., Carlson J. M. (1984) *The prediction of curve progression in untreated idiopathic scoliosis during growth.* J. Bone Joint Surg, 66–A: 1061–1071

King H. A. (1988) *Selection of fusion levels for posterior instrumentation and fusion in idiopathic scoliosis.* Orthop Clin North Am 19(2): 247–255

Kuru T., Yeldan I., Dereli E. E., Ozdincler A. R., Dikici F, Colak I. (2015) *The efficacy of three-dimensional Schroth exercises in adolescent idiopathic scoliosis: A randomised controlled clinical trial. Clinical rehabilitation.*

Lenke L. G., Betz R. R., Bridwell K. H., Clements D. H., Harms J., Lowe T. G., Shufflebarger H. L. (1998) *Intraobserver and interobserver reliability of the classification of thoracic adolescent idiopathic scoliosis.* J Bone Joint Surg Am 80(8): 1097–1106

Müller F. J., Gluch H. (2012) *Cotrel-Dubousset instrumentation for the correction of adolescent idiopathic scoliosis. Long-term results with an unexpected high revision rate.* Scoliosis 7(1): 13. doi: 10.1186/1748-7161-7-13.

Nachemson A. L., Peterson L. E. and Members of Brace Study Group of the Scoliosis Research Society (1995) *Effectiveness of treatment with a brace in girls who have adolescent idiopathic scoliosis.* J. Bone Joint Surg. 77: 815–822

Negrini S., Antonini G., Carabalona R., Minozzi S. (2003) *Physical exercises as a treatment for adolescent idiopathic scoliosis. A systematic review.* Pediatric Rehabilitation 6: 227–235

O'leary P. T., Sturm P. F., Hammerberg K. W., Lubicky J. P., Mardjetko S. M. (2011) *Convex hemiepiphysiodesis: the limits of vertebral stapling.* Spine 36(19): 1579–1583

Petridou E., Karpathios T., Somou E., Trichopoulos D. (1997) *The role of dairy products and non-alcoholic beverages in bone fractures among schoolage children.* Scand J Soc Med. 25(2): 119–125

Pollmer U. (1997) *Krank durch »gesunde Ernährung«: Gesundheitsrisiken durch Getreide und Milch.* Vortrag auf dem XII. Internationalen Symposium für Umweltmedizin, Bad Ems, 5.–7. September 1997

Pugacheva N. (2012) *Corrective exercises in multimodality therapy of idiopathic scoliosis in children – analysis of six weeks efficiency – pilot study.* Stud Health Technol Inform. 176: 365–371

Rigo M. (1999) *3D correction of trunk deformity in patients with idiopathic scoliosis using Cheneau brace.* In: I. A. F., Stokes (editor). Research into Spinal Deformities 2. (Amsterdam: lOS Press), pp. 362–365

Rigo M., Reiter C., Weiss H. R. (2003) *Effect of conservative management on the prevalence of surgery in patients with adolescent idiopathic scoliosis.* Pediatric Rehabilitation. Jul–Dec; 6(3–4): 209–214

Ringe J. D. (Hrsg.) (1991) *Osteoporose. Pathogenese, Diagnostik, Therapiemöglichkeiten.* Walter de Gruyter, Berlin, New York

Runow K. D. (1997) *Neue diagnostische Möglichkeiten bei multipler Chemikalien-Sensibilität (MCS) und chronischem Erschöpfungssyndrom (CFS): Umweltchemikalien, Zahnmetalle, Nahrungsallergene und Pilze.* Vortrag auf dem XII. Internationalen Symposium für Umweltmedizin, Bad Ems, 5.–7. September 1997

Stokes J. (2003) *Die Biomechanik des Rumpfes.* In: H. R. Weiß: Wirbelsäulendeformitäten. Konservatives Management. S. 59–77 Pflaum, München

Trobisch P., Suess O., Schwab F. (2010) *Idiopathic scoliosis.* Dtsch Arztebl Int 107(49): 875–884. DOI: 10.3238/arztebl.2010.0875

van Loon P. J., Kühbauch B. A., Thunnissen F. B. (2008) *Forced lordosis on the thoracolumbar junction can correct coronal plane deformity in adolescents with double major curve pattern idiopathic scoliosis.* Spine 33(7): 797–801.

Ward W. T. R. J., Friel N., Kenkre T. S., Brooks MM SRS 22r Scores in Non-Operated AIS Patients with Curves ≥ 40°. Proceedings of the 50th Annual Meeting Minneapolis, Minnesota, US, 2015, September 30th – October 3rd. 2015.

Weinstein S. L. (1999) *Natural history.* Spine 24: 2592–2600

Weinstein S. L., Dolan L. A., Wright J. G., Dobbs M. B. *Effects of bracing in adolescents with idiopathic scoliosis. The New England journal of medicine.* 2013;369(16):-1512-21.

Weiss H. R. (2005) *Das »Sagittal Realignment Brace« (physio-logic® brace) in der Behandlung von erwachsenen Skoliosepatienten mit chronifiziertem Rückenschmerz.* MOT 125: 45–54

Weiß H. R. (2007) *Differentialindikation der Rumpforthesen in der Skoliosebehandlung.* MOT 127: 66–70

Weiß H. R. (2011) *Befundgerechte Physiotherapie bei Skoliose.* 3. Aufl., Pflaum, München

Weiss H. R. (2011a) *Treatment was uncritically reported.* Dtsch Arztebl Int 108(11): 189

Weiss H. R., Bess S., Wong M. S., Patel V., Goodall D., Burger E. (2008) *Adolescent idiopathic scoliosis – to operate or not? A debate article.* Patient Saf Surg 2(1): 25

Weiss H. R., Goodall D. (2008) *Rate of complications in scoliosis surgery – a systematic review of the Pub Med literature.* Scoliosis 3: 9

Weiss H. R., Goodall D. *The treatment of adolescent idiopathic scoliosis (AIS) according to present evidence. A systematic review.* Eur J Phys Rehabil Med. 2008;44(2):177-93.

Weiss H. R., Karavidas N, Moramarco M, Moramarco K *Long-term effects of untreated Adolescent Idiopathic Scoliosis – Review of the literature.* Asian Spine Journal, in press.

Weiss H. R., Moramarco M. (2013) *Remodeling of trunk and backshape deformities in patients with scoliosis using standardized asymmetric CAD/CAM braces.* Hard Tissue 2(2): 14.

Weiss H. R., Moramarco M. (2013a) *Scoliosis – treatment indications according to current evidence.* OA Musculoskeletal Medicine 1(1): 1

Weiss H. R., Moramarco M., Moramarco K. (2013a) *Risks and long-term complications of adolescent idiopathic scoliosis surgery vs. non-surgical and natural history outcomes.* Hard Tissue 2(3): 27

Weiss H. R., Seibel S. (2010) *Scoliosis short-term rehabilitation (SSTR) – a pilot investigation.* The Internet Journal of Rehabilitation 1: 1.11

Weiss H. R., Seibel S. (2013) *How far can we minimize the field size in the radiological follow-up of patients with scoliosis?* Orthop Muscul Syst: 1–5

Weiss H. R., Turnbull D., Tournavitis N., Borysov M. (2016) *Treatment of Scoliosis-Evidence and Management (Review of the Literature).* Middle East J Rehabil Health.2016;3: epub ahead of print 2. April.

Weiss H. R., Weiss G., Petermann F. (2003) *Incidence of curvature progression in idiopathic scoliosis patients treated with scoliosis in-patient rehabilitation (SIR): an age- and sexmatched cotrolled study.* Pediatr. Rehabil. Jan–Mar; 6(1): 23–30

Westrick E, Ward W. *Adolescent idiopathic scoliosis: 5-year to 20-year evidence-based surgical results.* J Pediatr Orthop. 2011;31(1 Suppl):S61 – S8.

Winter R. B. (1995) *Classification and terminology.* In: Moe's textbook of scoliosis and other spinal deformities, Philadelphia: Saunders, 39–43.

Ziegler R. (1990) *Was ist gesichert in der Therapie der Osteoporose?* Internist 31: 680–688

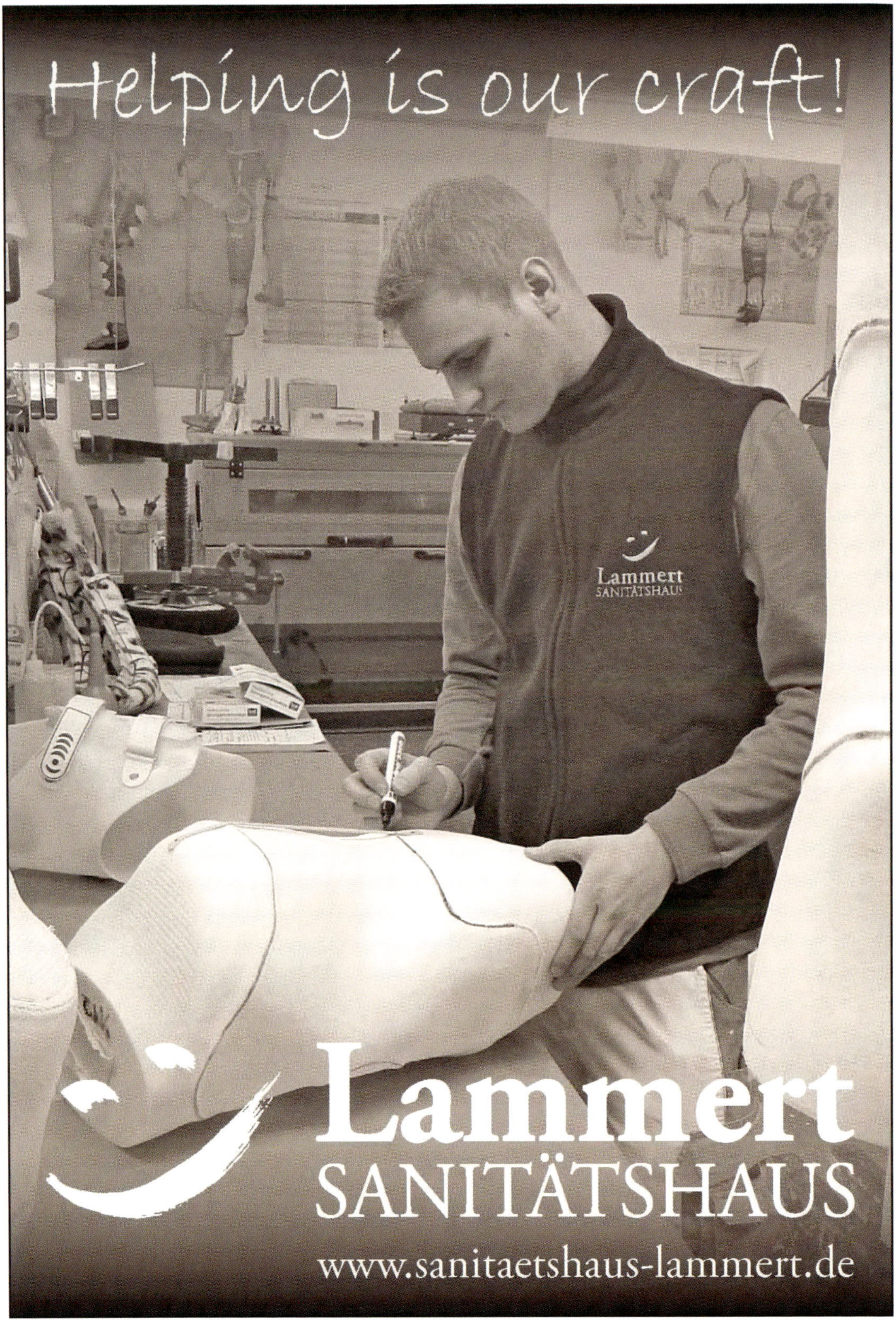
Helping is our craft!
Lammert
SANITÄTSHAUS
Lammert
SANITÄTSHAUS
www.sanitaetshaus-lammert.de